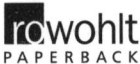
PAPERBACK

Kloster Arenberg

Der Wohlfühlgarten Gottes

Mit allen Sinnen zu neuer Vitalität

in Zusammenarbeit mit Iris Rohmann

Rowohlt Taschenbuch Verlag

Originalausgabe
Veröffentlicht im Rowohlt Taschenbuch Verlag,
Reinbek bei Hamburg, März 2007
Copyright © 2007 by Rowohlt Verlag GmbH,
Reinbek bei Hamburg
Redaktion Regina Carstensen
Abdruck der Zitate aus «Oskar und die Dame in Rosa»
von Eric-Emmanuel Schmitt, aus dem Französischen
übersetzt von Annette und Paul Bäcker,
Copyright © 2003 by Ammann Verlag & Co., Zürich,
mit freundlicher Genehmigung.
Umschlaggestaltung PEPPERZAK BRAND
(Fotos: Katrin Feller; Foto Wasser: Corbis)
Fotos im Innenteil Katrin Feller
Satz Janson PostScript, InDesign CS2
Gesamtherstellung Clausen & Bosse, Leck
Printed in Germany
ISBN 978 3 499 62160 4

Ich wünsche dir in jeder Hinsicht
Wohlergehen und Gesundheit,
so wie es deiner Seele wohlergeht.
3. Johannesbrief 2

Inhalt

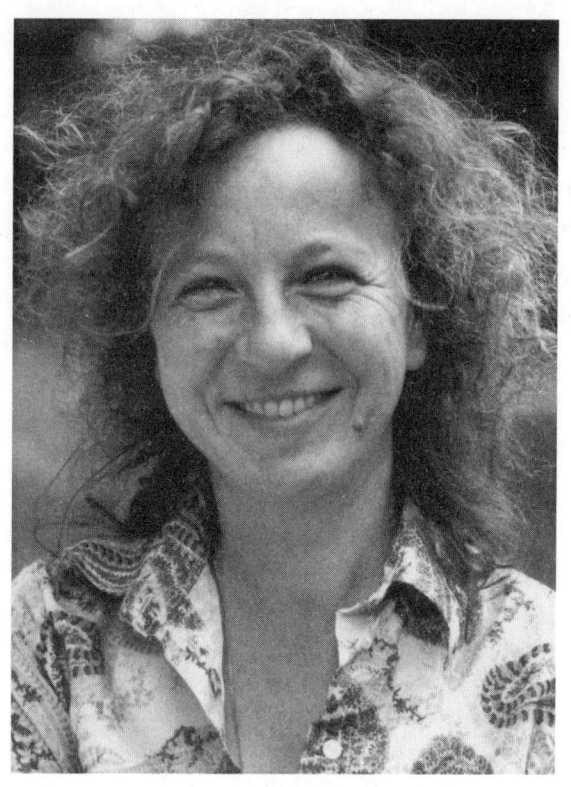

Iris Rohmann

Wohlfühlen im Kloster

Es scheint paradox, in die Stille zu lauschen, obwohl es nichts zu hören gibt. Es ist kein angestrengtes Hinhören, es ist eine lauschende Anwesenheit, in der du nicht auf etwas Bestimmtes wartest. Antworten, die den Weg weisen, sind manchmal sehr leise und fein. Wir jedoch sind es gewohnt, innerlich laut zu reden, Tausende Gedanken und Gefühle zu haben, immer in Bewegung zu sein. Deshalb halte an! Lausche in die Stille. Mitten in der Stille wohnt das Ewige. **OM C. Parkin**

Im Frühsommer 2004 kam ich zu einem ersten Gespräch nach Koblenz. Ich wollte für das Fernsehen eine Reportage über Gesundheit im Dominikanerinnen-Kloster Arenberg drehen, über Heilkräuter, Wellness und Gebet. Ich wanderte das letzte Stück hinauf, nachdem ich zuvor eine Stunde in dem Ort Vallendar im Stau gestanden hatte. Ein wunderschöner Weg öffnete sich mir, mit großen tiefgrünen Bäumen. Es duftete nach Sonne und Holz, der Nachmittag zwinkerte durch die wenigen Lücken im Grün. Als die Straße mit ihrem Lärm zurückblieb, hörte ich die Vögel in den Zweigen singen und vergaß vollkommen, dass ich zu einem beruflichen Termin unterwegs war.

Als ich mein Ziel erreichte, blieb ich erstaunt davor stehen. Das Gebäude war groß. Und es sah überhaupt nicht aus wie ein Kloster, eher wie eine alte Schule oder ein Internat. Sehr ruhig lag es da, warmrote Ziegelsteinmauern, Büsche, Beete und Blumen blühten mir überall entgegen. Als Erstes las ich das Eingangsschild: «Kloster Arenberg. Erholen – Begegnen – Heilen.» Ich glaube, es war Liebe auf den ersten Blick.

Als Wellness-Kloster war Arenberg mir beschrieben worden – zunächst erschien mir das als ein Widerspruch. Sich in Thermen und orientalischen Dampfbädern wohlzufühlen – *das* verstand ich unter Wellness. Klöster waren Orte des Rückzugs und Gebets, nicht unbedingt gegründet, um sich zu erholen. Nun war ich gespannt, wie das zusammengehen sollte: Kann ein Kloster eine Oase für die Sinne sein? Gibt es vielleicht so etwas wie ein Gebet des Leibes? Wie lässt sich innere Einkehr mit hundert Gästen im Haus vereinbaren? Mit dem Angebot eines Spa-Tempels? Was sind das für Ordensfrauen, die so ein Projekt in Angriff nehmen? Und wie werden sie mir begegnen, die ich nicht einmal katholisch bin? Derartige Fragen gingen mir durch den Kopf, während ich langsam die breite Treppe zum Haupteingang hinaufstieg.

Eine Statue der Mutter Jesu lächelte mir grüßend über der Eingangstür zu, ihren Sohn in den Armen tragend. Darunter das dominikanische Lilienwappen. Im Innern kam ich zu einer modernen Hotelrezeption mit Computern, Telefonanlage und einer Kamera, die das Schwimmbad beobachtete. Dahinter öffnete sich eine beeindruckende, lichtdurchflutete Eingangshalle – altes Ziegelwerk, hohe Glaswände, offene Galerien, Treppen und Oberlichter. Alt und neu nahtlos miteinander verbunden, experimentell und unerwartet harmonisch. Freundlich wurde ich dort empfangen und ließ mich vom Verwaltungsdirektor des Hauses herumführen. Im Vitalzentrum gab es angenehm farbig gestaltete Räume für Massagen, einen Bereich mit Sprudelbädern, einen Fitness-Raum, Sauna und Schwimmbad, Kneipp-Anwendungen und Aqua-Fitness – also ein komplettes Wellness-Angebot. Anschließend stiegen wir zur Gästekapelle in den siebten Stock hinauf – einem stillen Ort unter dem Himmel. Durch bunte Glasfenster brach sich das Licht in allen Farben, und die tief stehende Sonne tauchte das Kreuz hinter dem Altar in ein fast mystisches Leuchten. Von hier oben öffnete sich ein atemberaubendes Panorama in die weite grüne Landschaft des Westerwaldes, der Rhein schlängelte sich malerisch hindurch.

Das spirituelle Angebot, so wurde mir erklärt, würde Wanderexerzitien, Meditation und Bibliodrama, Gottesdienste und die Teilnahme an den Gebetszeiten der Schwestern beinhalten. Anschließend zeigte man mir den Heilkräutergarten mit seinen blühenden Feldern, eingebettet in den schönen, alten Klosterpark. Eine Schwester saß vor dem Kräuterhaus und zerkleinerte duftende Lavendelstiele mit einer alten Brotmaschine. Auf einer kleinen Felsmauer sitzend, zupften einige Gäste entspannt und gut gelaunt Blätter von orangefarbenen Ringelblumenblüten – am liebsten hätte ich mich sofort dazugesellt. Hier, in diesem Häuschen, wurden unzählige Tees und Salben, Tinkturen und – zu meinem Erstaunen – Wildkräuterpestos, Würzöle und köstliche Kräuterbowlen hergestellt.

Die Dreharbeiten mit meinem Team, die wenige Tage später begannen, gehören zu den entspanntesten Aufträgen meines Berufslebens. Die Offenheit, die uns entgegengebracht wurde, überraschte uns. Wir führten viele schöne Gespräche vor und hinter der Kamera, mit den Schwestern ebenso wie mit den weltlichen Mitarbeitern des Hauses. Die Konfession spielte dabei keine Rolle, und die lächelnde Ruhe des Hauses war überall spürbar, sodass wir uns schnell heimisch fühlten.

In meiner Arbeit als Journalistin faszinieren mich Themen der klassischen Medizin und schon seit Jahren spirituelle Wege. Bei der Vorbereitung und Erstellung von Filmbeiträgen habe ich oft hinter die Kulissen modernster Kliniken schauen dürfen und gesehen, wie unzählige Leben durch den

Einsatz komplexer Technologie gerettet werden konnten. Gleichzeitig wurden mir auch die Grenzen der Schulmedizin deutlich – dass sie den Körper zwar gesund machen, aber die Seele nicht unbedingt heilen kann. Auf meiner Suche nach einem tieferen Verständnis von Gesundheit und Krankheit lernte ich Orte kennen, an denen der ganze Mensch, sein Wesen und seine Lebensgeschichte eine ebenso wichtige Rolle spielen wie seine körperlichen Symptome: anthroposophische und ayurvedische Kliniken, Häuser, die sich auf die Traditionelle Chinesische Medizin spezialisiert haben. Die Erfolge einer solchen ganzheitlichen Medizin, besonders bei sogenannten austherapierten Patienten, erstaunten mich, andererseits verlangt es Offenheit, um einen derartigen, manchmal kulturfremden Weg zu gehen.

Mehrere Male konnte ich Naturheiler und Schamanen aus fernen Ländern bei ihrem Tun beobachten. Als geheimnisvoll und seltsam erlebte ich das, was sie taten, und ich lernte, dass es vollkommen andere, rein geistige Wege zur Gesundung gibt, von denen wir nur wenig wissen. Manche Persönlichkeiten scheinen sogar eine heilsame Aura zu besitzen, die in die ganze Welt hinausstrahlen kann – so der Dalai Lama oder Mutter Teresa, die ich als Mensch gewordene Nächstenliebe erlebte. Und in all diesen Jahren ging ich meinen eigenen inneren Weg, befand mich auf der Suche nach Vitalität, die mehr ist als Gesundheit. Mit der Sehnsucht nach einem Heilsein, das nicht zerbricht, auch wenn der Körper krank ist und stirbt. Ich glaube, dass wir alle nach Ganzheit suchen – mehr oder weniger offensichtlich –, nach uns selbst und nach Gott, oder wie immer wir die höhere Macht nennen, die wir in unserem Leben spüren können. Was könnte ein besserer Ort dafür sein als ein Kloster?

In Arenberg erlebte ich nun wieder einen neuen Umgang mit dem Menschen, mit Ganzheitlichkeit, Gesundheit und

Heilung, und es faszinierte mich. Die Gemeinde liegt rechts-
rheinisch über der Festung Ehrenbreitstein. Noch 1807 lebte
dort nur eine Handvoll Familien. Der Gemeindpfarrer Johann Baptist Kraus schuf an dieser Stelle einen Wallfahrtsort,
und weil er unbedingt dominikanische Schwestern zu seiner Unterstützung haben wollte, ist ihm die Gründung von
Kloster Arenberg zu verdanken, zusammen mit der ersten
Generaloberin dieser Gemeinschaft, Schwester Cherubine
Willimann. Das Gebäude des heutigen Mutterhauses wurde
1864 erbaut, später kam ein Internat für Mädchen hinzu, und
über fünfzig Jahre lang kurte man hier nach den Lehren von
Pfarrer Sebastian Kneipp. Schließlich entwickelte man im
Jahr 2000 ein neues Gesamtkonzept für das Haus, das sich
in ebenjenem Motto «Erholen – Begegnen – Heilen» ausdrückt. Es bedeutet, dass das leibliche Wohl des Menschen
ebenso wichtig genommen wird wie seine Sehnsucht nach
innerer Stille. Auf einzigartige Weise gehen in Arenberg
Leib- und Seelsorge Hand in Hand – nicht nur als Konzept,
sondern als Lebenswirklichkeit.

Weil mich die Denk- und Lebensweise im Kloster so
beeindruckte, bin ich später wiedergekommen und habe in
Arenberg eine Auszeit genommen. Mit der Zeit ist dieser Ort
für mich sehr wichtig geworden. Ein Ort, an dem ich aus-
ruhe, an dem für mich gesorgt wird. Ich kann Gesellschaft
finden und mich auch ins Schweigen zurückziehen. Ich lerne
die Sprache meines Körpers verstehen, höre den Schwestern
zu, wenn sie über ihren Weg mit Gott erzählen, und erfahre
dabei vieles über meine eigene Seele.

Als die vier Autoren dieses Buches, Schwester M. Andrea,
Schwester M. Josefa, Schwester M. Scholastika und Dr. Martin Hofmeir, mich fragten, ob ich ihnen helfen wolle, ihre
Texte über die fünf Sinne – Sehen, Tasten, Hören, Riechen
und Schmecken – mit ihnen zu schreiben, habe ich sofort ja

gesagt. Diese vier Personen sind ganz unterschiedliche Menschen, die aber etwas Wesentliches verbindet: Sie glauben, dass Gott Liebe ist, und sie lieben das, was sie tun. Sie lachen gern und oft, und sie tragen alle eine Brille. Martin Hofmeir ist ein humorvoller Mensch und ein liebevoller Vater dreier Kinder. Er ist Theologe, Psychologe und leidenschaftlicher Kinogänger. Er tanzt gern mit den Gästen und schaut mit ihnen gemeinsam hin: auf sich, auf den Nächsten und auf Gott. Vom äußeren und inneren Schauen handelt sein Kapitel.

Schwester M. Josefa ist ein Wirbelwind, ein Energiebündel. Sie kann sehr ernst sein, aber wenn sie lacht, muss jeder mitlachen. Einmal sagte sie zu mir: «Wir schwimmen wie Kaulquappen mitten in Gott» – seither sehe ich Kaulquappen anders an. Als Leiterin des Klostergartens hat sie eine tiefe Verbindung zur Erde und zu den Rhythmen der Natur und ist dem, was da lebt und wächst, eine liebevolle Mutter. Ihr Kapitel erzählt vom Riechen und Schmecken, vom Garten der Seele und von der Heilkraft der Kräuter, und sie verrät die wirksamsten Klosterrezepte.

Schwester M. Andrea leitet das Vitalzentrum der ehemaligen Kneipp'schen Kurklinik. Ihre medizinischen und anatomischen Kenntnisse beeindrucken mich ebenso wie ihre Fähigkeit, mich vollkommen zu entspannen und meinen Kopf gänzlich von Gedanken zu leeren. Sie hat mehrere Berufe gelernt und ausgeübt, die sich zu einer Arbeit ergänzen, die sie «Leib-Seel-Sorge» nennt. Für dieses Buch hat sie zum ersten Mal ihren Behandlungsweg unter dem Aspekt des Tastens zusammengefasst – er führt vom Körper, den ich *habe*, zum Leib, der ich *bin*.

Schwester M. Scholastika kommt aus der Schweiz, ebenso wie die Ordensgründerin Mutter Cherubine. Dass Gott lebendig ist und in jeder einzelnen Zelle wohnt – das wird spürbar, wenn sie von ihm spricht, in Morgen- und Abendimpulsen, auf Wanderexerzitien, im Einzelgespräch. Sie wird häufig gefragt: «Warum schweigt Gott? Warum kann ich ihn nicht hören?» Sie hat keine Antwort darauf. In ihrem Kapitel versucht sie zu beschreiben, wie sie hört, lauscht, wie sie zuhört. Wie Gott in der Stille spricht. Und welchen Klang die Schöpfung hat. Vielleicht den des fünften Klavierkonzertes von Beethoven, vielleicht den eines Presslufthammers. Es kommt auf uns an, sagt sie.

Das Buch ist ein ganz besonderer Wellness-Ratgeber, einer aus einem Kloster. Es will zur Stille einladen, mit Übungen, Beispielen und Rezepten, die jeder zu Hause anwenden kann. Es stellt das ganzheitliche Konzept von Kloster Arenberg vor, das von neunzig Mitarbeitern gemeinsam getragen wird. Es soll nützlich und inspirierend für diejenigen sein, die das Haus bereits kennen oder kennenlernen wollen, aber besonders für jene, die nicht die Möglichkeit haben, hierherzukommen.

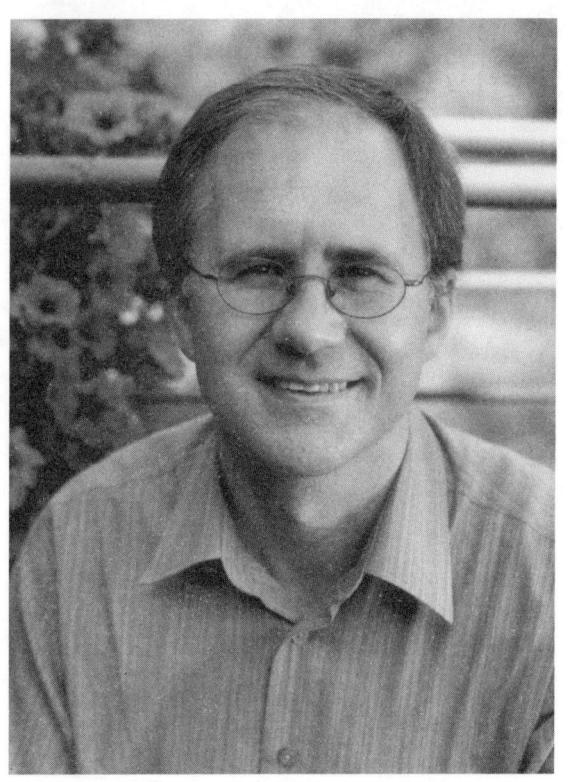

Dr. Martin Hofmeir

Im Schauen sich verwandeln lassen

Was wir im Auge haben, das prägt uns, worauf wir schauen, dahinein werden wir verwandelt. **Heinrich Spaemann**

Worauf kommt es im Leben wirklich an? Was ist am wichtigsten? Als diese Frage einmal an Jesus herangetragen wurde, da war seine Antwort schlicht und ergreifend: «Du sollst den Herrn, deinen Gott, lieben mit ganzem Herzen, mit ganzer Seele und mit all deinen Gedanken. Das ist das wichtigste und erste Gebot. Ebenso wichtig ist das zweite: Du sollst deinen Nächsten lieben wie dich selbst.» Im Zentrum des Lebens steht also die Liebe, und es ist von Bedeutung, dass es eine dreifache Liebe ist: die Liebe zu Gott, zum Nächsten und zu mir selbst. Gottesliebe, Nächstenliebe und Selbstliebe gehören zusammen, bilden ein Ganzes. So gilt es, mit Liebe auf sich selbst, auf die Mitmenschen, ja auf alle Mitgeschöpfe und nicht zuletzt auf die Mitte des Ganzen, auf Gott zu schauen – und sich auch liebevoll anschauen zu lassen. Dieses Anschauen und Gesehenwerden, das Lieben und Geliebtwerden verwandeln mich mehr und mehr in einen Liebenden, lassen mein Leben gelingen.

Dass es letztlich auf die Liebe ankommt, weiß ich schon seit meinen Jugendjahren. Selbst in der Zeit, als ich etwas Abstand zur Kirche und zum Glauben genommen hatte, war mein jugendliches Credo: «Ich glaube an die Liebe.» Ich war sechzehn, siebzehn Jahre alt, war sehr verliebt und las mit großer Begeisterung die Bücher von Erich Fromm. Über diesen Psychoanalytiker und durch verschiedene Aufenthalte in einem Benediktinerkloster kam ich zur Mystik, kam über die Lektüre und durch eigene Erfahrungen zu der Erkenntnis, dass diese große Liebe mit Gott zu tun hat, ja dass Gott selbst pure Liebe ist und dass diese Liebe mich drängt, sie nicht allein für mich zu behalten, sondern weiterzugeben. Ich wollte mehr darüber wissen, und ich fing an, mich für Psychologie und Theologie zu interessieren. Ich fand diese Wissenschaften spannend, weil sie sich mit dem Inneren des Menschen beschäftigen, mit jenem Teil, den man nicht sofort sehen kann – also studierte ich beides.

Als mir später das Angebot gemacht wurde, nach Arenberg zu kommen, zögerte ich keine Sekunde. Ich freute mich riesig. Es wurde mir ein sehnlicher Wunsch erfüllt: Hier im Kloster konnten meine beiden Leidenschaften, das Therapeutische und das Spirituelle, auch beruflich zueinander finden.

Als Therapeut und Seelsorger spreche ich im Kloster mit vielen Menschen, die auf der Suche sind. Sie schauen nach neuen Impulsen und tragenden Perspektiven für ihr Leben. Manchen wird das erst bewusst, wenn sie einige Zeit bei uns sind. Dann erzählen sie davon, wie sie hier kostbare Schätze gefunden haben. Dass es ihnen gelungen ist, sich selbst besser im Blick zu haben. Liebe ist immer auch Hinschauen. Wer liebt, schaut nicht vorbei am Elend der anderen und auch nicht an den eigenen Problemen. Liebe schaut genau hin. Gemeinsam mit Menschen hinzugucken, das ist ein Weg, der auch mir immer wieder Neues über mich selbst zeigen und lehren kann. Und gemeinsam hinzusehen, das macht vieles leichter, denn es vertieft das Gefühl, lebendig zu sein. Das erlebe ich Tag für Tag in meiner Arbeit.

Auf sich selbst schauen

Ich bin leer, ich fühle mich ausgebrannt. Ich brauche dringend eine Pause. **Jürgen Klinsmann**

Viele Menschen leben in einem arbeitsintensiven, hektischen Alltag. Und manchmal kommen noch außergewöhnliche Belastungen hinzu: die langjährige Pflege eines Angehörigen, Spannungen in der Partnerschaft, die Sorge um die Kinder oder um den eigenen Arbeitsplatz. Manche sind ausgepowert, andere nahe am Zusammenbruch. Sie spüren, dass es so nicht weitergehen kann. Leib und Seele signalisieren, dass sie nicht zu ihrem Recht kommen. Ein Innehalten steht an, doch wo ist der richtige Ort dafür? Ich kann nur sagen: In einem Kloster! Aber warum gerade dort? Weil man ahnt oder bereits erfahren hat, dass man an diesem Ort zur Ruhe gelangen und wieder neue Kräfte schöpfen kann.

In der Ruhe liegt die Kraft

Wenn ich im Kloster einen mehrtägigen Kurs gebe, zum Beispiel Wanderexerzitien oder ein Meditationsangebot, dann lade ich die Teilnehmer am Ende dazu ein, auf die vergangenen Tage zurückzublicken und auf das zu schauen, was ihnen besonders gut getan hat. Gelegentlich verbinde ich diese Frage mit einer Anregung: «Meine Kraftquelle ist . . .» Die Teilnehmer lassen diese Aufforderung eine Weile auf sich wirken, anschließend können sie in der Runde den Satz vollenden. Dabei wird am häufigsten die Ruhe genannt. Die Menschen, die nach Kloster Arenberg reisen, haben Sehnsucht nach einer Atmosphäre, die sie zur Ruhe kommen lässt. «Ich wusste nicht, was ich hier suche», schrieb jemand ins Gästebuch. Seine weiteren Worte: «Aber ich weiß, was ich gefunden habe: Ruhe und Stille, was in unserer Zeit sehr kostbar ist.» Und ein anderer Gast dankt für die Erholung mit den Worten: «Am siebten Tag ruhte Gott und ging nach Kloster Arenberg.»

Ruhe und Stille scheinen mehr als alles andere neue Kräfte zu verleihen und lassen zur eigenen Mitte finden. Vermutlich geschieht das am schnellsten bei den Klosterbesuchern, die sich genau das auch gewünscht haben. Wo innere Sehnsucht und das Angebot des Hauses sich decken. Man findet sie häufig im Meditationsraum oder in der Kapelle, sie sind froh, wenn sie schweigen können. Andere gehen etwas langsamer an die Stille heran. Sie haben vielleicht sogar ein wenig Angst davor. Sie ahnen, dass die Stille es in sich hat. Dass in der äußeren Abgeschiedenheit innerlich so manches hochkommen kann, was man eigentlich gern zu Hause gelassen hätte. Ihr Klosterprogramm wird zunächst etwas aktiver aussehen. Da lockt anfangs nicht die einladende Parkbank oder das Schweigen im Meditationsraum, sondern eher das Schwimmen bei angenehmer Hintergrundmusik, Nordic Walking im Park oder ein Vortrag über gesunde Ernährung. Absolute Stille wäre eine Überforderung.

Ich bewundere die Gäste, die es schaffen, trotz all unserer Angebote nichts zu tun. Die einfach abschalten. Sie sind da, und sie schauen umher, sei es im Foyer, am Brunnen im Innenhof oder auf einer Parkbank. Freudestrahlend berichtete mir eine Frau, dass sie ihre tiefste Erfahrung in ihrem Zimmer machte. Sie hatte sich in dem gemütlichen Ohrensessel niedergelassen, ließ ihre Gedanken kommen und gehen. Sie saß einfach nur da – und empfand ein tiefes Glück dabei.

Immer wieder bestätigen unsere Gäste, dass gerade dieses ruhige Verweilen zu einem tiefen Kontakt mit sich selbst führt. Während eines Klosterurlaubs mag es einfach sein, die wohltuende Ruhe mehr oder weniger zuzulassen und zu genießen. Aber wie schaffe ich das zu Hause, wenn der Alltag mit seiner ganzen Hektik wieder auf mich hereinstürzt? Hier ein paar Anregungen aus meinem eigenen:

Es ist Morgen. Ich betrete mein Büro. Bevor ich meinen Computer einschalte, greife ich zur Bibel. Ich lese das Tagesevangelium. Manchmal nehme ich mir zuvor noch etwas Zeit, um innezuhalten. Ich schließe die Augen und versuche, mich innerlich zu sammeln. Ich merke, dass ich in dieser Ruhe die Bibelstelle viel achtsamer lese.

Es ist Mittag. Nach dem Mittagessen gehe ich eine Runde durch den Klosterpark. Ich gönne mir bewusst eine Pause und gebe meinem Bruder Leib das, was er jetzt braucht: frische Luft und Bewegung. Und auch mein Geist benötigt etwas Abstand zum Geschehen. Ich gönne ihm eine schöpferische Pause. Hin und wieder halte ich im Gehen inne, bleibe stehen und blicke einen Baum an. Schaue, wie Licht und Schatten im Blätterwerk immer wieder wechseln. Plötzlich taucht ein guter Gedanke auf. Eine Idee für die nächste Morgenandacht, ein guter Einfall für eine Meditationsübung, oder ich sehe plötzlich eine Möglichkeit, wie das kaputte Auto möglichst günstig repariert werden kann. Oft kehre ich geistig bereichert an meinen Schreibtisch zurück.

Es ist Abend. Die Kinder sind ins Bett gebracht, aber die Küche ist noch nicht aufgeräumt. Ich nehme mir trotzdem Zeit, mich erst auf die Terrasse zu setzen, lasse die schöne Abendstimmung auf mich wirken. Ich höre, wie die Vögel zwitschern und schaue: Ich sehe der Sonne zu, wie sie langsam in einem Feuerhimmel aus Orange und Rot untergeht, und betrachte die farbenfrohen Wolkenspiele. Es waren nur ein paar Minuten, aber nun habe ich schon wieder mehr Lust, die Küche aufzuräumen.

Das Wochenende ist gekommen. Ich bin mit meinen drei Kindern im Freibad. Während die beiden älteren sich im größeren Becken vergnügen, bevorzugt der Dreijährige noch das Kinderbassin. Ich kann ihn allein spielen lassen, sitze auf einer Bank und sehe ihm zu. Lasse meinen Blick auf dem Wasser ruhen. Betrachte ein paar Momente lang, wie sich das Licht im Wasser spiegelt. Die tanzenden Lichter versetzen mich in einen angenehmen Zustand, in dem ich verweile. Es dauert nicht lange, da werde ich aus meinem meditativen Schauen wieder herausgerissen. Mein Sohn möchte mit mir spielen, und die Mädchen wollen Pommes frites kaufen. Die Ruhe war mir nur ein paar Momente vergönnt, aber diese Augenblicke haben gutgetan.

Auf die Prioritäten achten

Während einige Klosterbesucher sich mutig in die Stille begeben und andere ein bewegteres Programm wählen, müssen nicht wenige erst einmal gründlich ausschlafen. Einige gehen zum spirituellen Morgenimpuls, zur Aqua-Fitness oder zur Meditation, fühlen sich aber schläfrig oder schweifen mit ihren Gedanken immer wieder weit ab. Man hat sich vielleicht etwas anderes vorgenommen, möchte das ganze Spektrum von Arenberg kennenlernen, stellt aber fest, dass man zunächst einmal neue Kräfte tanken muss. Da kann es hilfreich und entlastend sein, wenn ich – was ich in meinen verschiedenen Kursen oft tue – von den fünf Prioritäten erzähle. Ich habe sie von meinem Meditationslehrer Franz Jalics übernommen und orientiere mich selbst daran.

An erster Stelle steht nicht etwa das Gebet, wie man vermuten könnte, sondern der Schlaf. Ein beliebter Spruch meines geistlichen Begleiters lautet: «Man schläft im Bett besser als auf dem Gebetsschemel.» Man meditiert, betet intensiver, wenn man ausgeschlafen ist und – das ist die zweite Priorität – sich genug bewegt hat. An dritter Stelle folgt das

Gebet, an vierter Stelle steht die Gemeinschaft, also die Zeit und Aufmerksamkeit, die man seinem Partner, seiner Familie und seinen Freunden schenkt, und erst an letzter Stelle kommt der Job.

Das klingt zunächst einmal nach verkehrter Welt. Vielleicht sagen Sie: «Ja, aber die Arbeit muss doch getan werden. Wenn ich die Hände in den Schoß lege, dann werde ich meine Miete nicht mehr bezahlen können.» Doch wenn die Berufstätigkeit tatsächlich an die fünfte Stelle gesetzt wird, heißt das nicht, dass man nur noch wenig leisten wird. Man wird wahrscheinlich sogar konzentrierter und effektiver arbeiten können – interessanterweise waren die großen Mystiker auch sehr engagierte, effektive Arbeiter –, weil man die Basis nicht zu kurz kommen lässt. Ein starker Baum braucht eine starke Wurzel, um Früchte tragen zu können. Er benötigt Wasser, Pflege, Ruhe und Sonne, die einfachen, grundlegenden Dinge. Diese vernachlässigen wir oft.

Wenn mir meine Aufgaben nicht gut von der Hand gehen oder wenn ich mich schlecht fühle, überprüfe ich meine Prioritätenliste. Meist stelle ich dann fest, dass ich die ersten vier Prioritäten vernachlässigt habe. Dann beginne ich wieder von vorn: Ich gehe früh ins Bett. Ich jogge bei nächster Gelegenheit eine Runde durch den Wald. Dann schaut die Welt gleich anders aus. Die Ideen beginnen wieder zu fließen, und ich habe viel bessere Nerven für meine Familie.

Die Liste – Schlaf, Bewegung, Gebet, Freunde, Arbeit – mag vielleicht auch Sie dazu anregen, auf die eigenen Prioritäten zu schauen. Welche von den fünf genannten kommt in Ihrem Leben zu kurz? Ist es schon die erste Priorität, der Schlaf? Dann erlauben Sie sich doch bei der nächsten Gelegenheit einen erholsamen Mittagsschlaf.

In einem seelsorgerischen Gespräch berichtete eine Frau, dass sie in Erwägung ziehe, Antidepressiva zu nehmen, weil sie, wenn sie nachmittags von ihrer Arbeit nach Hause komme, immer total erschöpft sei. Sie schäme sich vor ihrer Familie, weil sie dann kraftlos auf dem Sofa herumliege. Im Laufe des Gesprächs erkannte ich, dass diese Frau keine Medikamente brauchte, sondern die Ermutigung, zu ihrer Kraftlosigkeit und ihrem Ruhebedürfnis zu stehen. Sie hatte mit ihrem alkoholkranken Ehemann eine anstrengende Zeit hinter sich und dabei viele Jahre über ihre Kräfte gelebt. Nun benötigten Leib und Seele viel Ruhe, um langsam wieder die alte Konstitution zurückzugewinnen.

Dem Schlaf die erste Priorität einzuräumen heißt, dass ich mir die Erholung gönne, die ich tatsächlich brauche. Man weiß von Winston Churchill, dass er jeden Mittag eine Stunde pausierte, auch während des Zweiten Weltkriegs, egal, was gerade an schrecklichen Dingen an den Fronten geschah. Und dem Genie Albert Einstein sagt man nach, dass er grundsätzlich sehr viel Schlaf benötigte. Ein ausgeruhtes Gehirn ist kreativer als ein erschöpfter Kopf. Es kommt darauf an, meinem Leib und meiner Seele das zu geben, was ihnen guttut. Es kommt darauf an, mich mir selbst zu gönnen. Und nicht nur darüber nachzudenken, sondern es zu verwirklichen.

Sich selbst etwas gönnen

Schon die Entscheidung für einen Klosteraufenthalt kann ein Zeichen dafür sein, dass ich mir etwas Gutes tun möchte. Ich weiß, dass diese Entscheidung für manchen Gast ein großer Schritt war. Er oder sie mag sich fragen: Was erwartet mich im Kloster? Muss ich dort Dinge machen, die ich gar nicht möchte? Bin ich da überhaupt erwünscht als Nichtkatholikin, Nichtkirchgänger, Geschiedene, Trauernder? Während diese Bedenken oft verschwinden, wenn man einige Zeit bei uns verbracht hat, wiegt ein anderer Einwand schwerer, die innere Frage nämlich, ob ich mir eine solche Auszeit wirklich gönnen *darf*. Für viele Gäste ist der Aufenthalt in Arenberg der erste Urlaub seit langem. Es gab viele Gründe, die berufliche Tätigkeit, die Familie oder auch mangelnde Finanzen, die es verhinderten, den Alltag mal für ein paar Tage hinter sich zu lassen.

Oft aber liegt die Ursache noch tiefer: Ich habe nicht gelernt, mir selbst das zuzugestehen, was mir guttut. Vielleicht weil die eigene Mutter oder der Vater durch ihr Vorbild vermittelt haben, dass das Leben kein Zuckerschlecken ist, dass es Arbeit, Mühe und Leistung bedeutet. Nichtstun ist geradezu eine Schlamperei. Zuerst kommen der Beruf, die Familie, dann die Nachbarn, die Erwartungen der Dorfgemeinschaft und und und … Falls danach noch Zeit übrig bleibt, ist der Kopf zu voll, man ist zu müde, zu erschöpft, um sich an den schönen Dingen des Lebens noch erfreuen zu können.

«Ich habe mir die Zeit genommen, mir im Spiegel lange in die Augen zu schauen und mich zu fragen: Warum mache ich das und für wen?» Dies schrieb eine Frau, die schon mehrfach in unserem Kloster weilte, und sie fügte hinzu: «Dieses Ritual halte ich nun auch an manchen Tagen auf meiner Arbeitsstelle ein.» Vielleicht wollen Sie diese Übung einmal ausprobieren? Blicken Sie in den Spiegel und schauen Sie sich selbst liebevoll an. Fragen Sie sich, warum und für wen Sie tun, was Sie tun. Tun Sie es für sich selbst? Tun Sie *auch* etwas für sich?

Ein weiteres Hindernis, sich etwas Gutes zu erlauben, kann sogar der Glaube sein. Als christlich geprägte Menschen haben wir oft hohe und unerreichbare Ideale im Kopf. Wir messen uns an Heiligen, die durch ihre Hingabe, ihre Nächstenliebe überzeugten, Menschen wie Mutter Teresa, die in ihrem Leben schier Unmenschliches vollbracht haben. Diese christliche Selbsthingabe ist zu bewundern, kann jedoch auch zu einer Überanstrengung führen. Diese Tendenz kann Menschen dazu verleiten, sich beruflich oder privat zu verbrauchen, ohne dafür die nötigen spirituellen, psychischen und physischen Ressourcen zu haben. So trifft man im Kloster immer wieder auf Menschen, die sich selbst überfordern oder von anderen überfordert werden. Sie haben es nicht gelernt, gut für sich selbst zu sorgen. Diese Erschöpften bedürfen weniger des Hinweises auf die Nächstenliebe, sondern vielmehr einer Einladung, Maß zu halten und sich selbst nicht aus den Augen zu verlieren. «Du sollst deinen Nächsten lieben», heißt es in der Bibel, «wie dich selbst.» Dieser Zusatz, der eine gesunde Eigenliebe verlangt, ist in der christlichen Verkündigung lange Zeit vernachlässigt und zum Teil ganz ausgeblendet worden. Im Grunde sollte dieser Teil vorangestellt werden, denn ohne uns selbst zu schätzen und liebevoll anzunehmen, sind wir gar nicht in der Lage, unseren Nächsten überhaupt wahrzunehmen, geschweige denn ihn zu lieben.

Schon im Mittelalter musste der französische Mönch Bernhard von Clairvaux den offenbar vollkommen überarbeiteten Papst Eugen III. ermahnen: «Gönne dich dir selbst!» Bezeichnend ist auch folgende Begebenheit, die noch nicht so lange zurückliegt: Eine Ordensfrau, die sich mit zwei Mitschwestern nicht leichttat, beschwerte sich darüber bei einer anderen Schwester. Auf die Frage, was sie denn an den beiden so aufrege, sagte sie: «Die eine ist langsam, und die andere denkt zu viel an sich.» Da empfahl ihr die offenbar weise Mitschwester: «Nun, dann solltest du selbst etwas langsamer werden und dich mehr um dich selbst kümmern!»

Blicken auch Sie einmal auf das, was Sie überfordert. Sind es die Umstände? Die Mitmenschen? Oder mehr die eigenen Ideale, unabhängig davon, ob diese christlich oder von anderer Seite inspiriert sind?

Für mich war es eine große Entlastung, als mir klar wurde, dass ich keine zweite Mutter Teresa werden muss. Ich bin nicht wie sie, ich habe andere Talente. Gott hat eine große Vielfalt an Menschen geschaffen, und jeder davon ist ein Original. Meine ureigene Aufgabe und Einladung ist es, ich selbst zu sein. Das genügt – und ist schwer genug. So ist es für mich eines der größten Komplimente und Geschenke, wenn Gäste dankbar berichten, dass sie hier in Kloster Arenberg so sein konnten, wie sie sind. Eine Frau, die bereits auf mehrere Klosteraufenthalte zurückblicken kann, antwortete auf die Frage, was ihr diese Aufenthalte gebracht haben: «Ich glaube, dass ich nach und nach gelernt habe, mich zu lieben. Selbstliebe hat nichts mit Egoismus oder Selbstverwirklichung am anderen vorbei zu tun. Selbstliebe bedeutet, dass ich Achtsamkeit einübe für die eigenen Entwicklungen.» Und eine weitere Frau bekundet: «Wir sind es, die gut für uns sorgen, die sich selbst nähren müssen mit Liebe und Achtsamkeit, weil wir im Alltag so viel geben und zu geben haben.» Dass die Nächstenliebe bei einer gesunden Selbstliebe nicht auf der Strecke bleibt, ja diese sogar befördert, zeigt das Beispiel einer dritten Frau, die in unserem Gästebuch dafür dankt, dass ihre beiden Kinder und ihr Mann «eine ausgeruhte und fitte Mama / Frau» zurückbekommen.

Gibt es in Ihrem Leben einen Menschen, der in guter Weise für Sie und auch gut für sich selbst gesorgt hat? Halten Sie mit Ihren inneren Augen Ausschau nach einem solchen Vorbild. Vielleicht mögen Sie ein Bild von dieser Person aufstellen, um sich gelegentlich daran zu erinnern, liebevoll mit sich umzugehen. Widmen Sie diesem Foto, dieser Person einen besonderen Platz in Ihrer Wohnung und auch in Ihrem Herzen. Daneben könnte ein zweites Bild stehen. Eine Aufnahme, die Sie als kleinen Jungen oder als kleines Mädchen zeigt. Schauen Sie mit Liebe auf dieses Kind, das Sie selbst waren. Es ist auch heute noch in Ihnen und möchte von Ihnen mit Liebe umfangen werden. Ja, von Ihnen selbst! Gehen Sie mütterlich und väterlich mit Ihren Wünschen und Bedürfnissen um und seien Sie nicht zu streng mit sich.

Eine Ermutigung könnte das Gedicht «Spätestens» von Inge Müller sein, einer Autorin und Referentin, die unserem Kloster eng verbunden ist:

Spätestens

Endlich, jenseits der siebzig,
wenn die achtundneunzigste Falte keine Rolle spielt
und die Mode-Masken der Werbung
das Interesse an mir längst verloren haben,
wenn meine Schwächen
sich nicht mehr dem Acht-Stunden-Tag beugen
und meine Stärke leuchtende Blüten treibt
und saftige Früchte trägt
für mich
und für alle, die Geschenke annehmen,

wenn mich niemand mehr liebt,
nur weil ich noch jung bin,
weil die Collagen-Zufuhr bis jetzt nicht versagt,
der Hormonspiegel annehmbar hoch
und der Kampf mit Diäten und Düften
bis jetzt noch erfolgreich,

wenn mir nichts mehr bleibt,
um mich schüchtern zu tarnen
dann
spätestens
werde
ICH
übrig bleiben.

Grenzen setzen

Mancher sieht im Fernsehen einen Bericht über Kloster Arenberg oder hört die Freundin, die dort war, davon schwärmen, und spontan spürt man: Ja, das ist es, so ein Aufenthalt würde mir auch gefallen. Manche Frau und mancher Mann hat das Glück, dass der Wunsch Unterstützung findet, etwa beim Ehepartner, der ihm oder ihr diesen Aufenthalt zum Geburtstag, zum Hochzeitstag schenkt. Bei vielen existiert zwar das Bedürfnis nach einer Auszeit, und dieser Wunsch wird auch von der Familie mitgetragen, aber so ganz kann man sich diese Tage allein dann doch nicht zugestehen. Ich erinnere mich an einen Gesprächskreis, in dem eine ältere Frau offenbarte, wie schwer sie sich tue, ihrer Freundin zu sagen, dass sie hier im Kloster nicht (derart häufig) besucht werden wolle. Die Frau pflegte zu Hause seit Jahren ihren kranken Mann und war froh, nun einmal ein paar Tage ganz für sich zu haben. Sie brachte es jedoch nicht übers Herz, der Freundin abzusagen oder die Besuche einzuschränken. Auch das gute Zureden der anderen Gesprächsteilnehmer schien nicht zu helfen.

In Gruppen- und Einzelgesprächen erlebe ich immer wieder, wie schwer es ist, die eigenen Wünsche auszusprechen und zu den eigenen Bedürfnissen zu stehen. Man möchte andere nicht verletzen, man möchte die Wertschätzung des anderen nicht aufs Spiel setzen. Mann und Frau haben nicht gelernt, deutlich nein zu sagen. Wer nein sagt, sich abgrenzt, muss damit rechnen, dass das Gegenüber nicht gerade glücklich ist über diese Grenzziehung. Man muss bereit sein, auch Unverständnis und Unmut zu riskieren.

Nehmen wir ein prominentes Beispiel: Jürgen Klinsmann, unseren Exnationalmannschaftstrainer, der bei der Fußballweltmeisterschaft 2006 durch seine charismatische Ausstrahlung und durch attraktive Spiele ganz viele Menschen zu begeistern vermochte. Übrigens auch so manche Schwester und viele Gäste, die sich in unserem Kloster-WM-Studio versammelten. Trotz aller Euphorie erklärte Klinsmann direkt nach der WM, dass er seinen Vertrag als Fußballbundestrainer nicht verlängern werde. Er sagte: «Fußball ist eine Nonstop-Sache, die permanent die nächste Aufgabe sucht. Da muss man in den Spiegel schauen und sich die Frage stellen: Habe ich noch die Kraft dazu? Und ich habe sie im Moment einfach nicht.» Die ganze Nation bedauerte diesen Schritt. Die Reaktionen reichten von Verständnis und Dank über Nichtverstehen bis hin zu Unmut und Vorwürfen. So wurde ihm öffentlich vorgeworfen, er lasse die Mannschaft im Stich, er drücke sich, er brauche immer etwas Neues, er sei ein schlechtes Beispiel für alle Führungskräfte. Da half offenbar auch nicht, dass Klinsmann das persönliche Ausgebranntsein geltend machte und auf seine Familie verwies, mit der er wieder in die Normalität zurückkommen wollte.

So ähnlich kann es demjenigen ergehen, der in der Firma sagt, er verzichte auf die Beförderung, weil er nicht noch mehr Stunden in die Arbeit stecken möchte. So kann es einem Pfarrer passieren, der sich mehr Zeit für sein Privatleben und für das Gebet nehmen und dafür andere Aufgaben abgeben möchte. Und so kann es zum Beispiel einer Frau geschehen, die nicht mehr allein die ganze Hausarbeit oder die Pflege eines Angehörigen tragen kann und die dann und wann eine Woche Urlaub vom Alltag braucht. Sollten wir besser doch nicht nein sagen? Nein! Die Erfahrung zeigt, dass der anfängliche Unmut oft nachlässt. Aus Unverständnis wird Respekt. Verrückterweise verschaffe ich mir mehr Anerkennung durch klare Grenzziehungen als durch ständiges Nachgeben. Wer nicht nein sagen kann, wird ausgenutzt und letztlich gering geachtet. Wer es geschafft hat, wer den Mut hat, sich und anderen Schranken zu setzen, bereut es in der Regel nicht. Im Kloster treffe ich immer wieder auf Menschen, die mir erleichtert berichten, dass es genau richtig war, trotz aller Einwände von außen und all des schlechten Gewissens von innen sich für diese Auszeit zu entscheiden.

In meinen Antistresskursen bezeichne ich die Widerstände, die dem eigentlichen Bedürfnis und Wunsch entgegenstehen, als das «Aber»: *Aber* was denken denn die anderen … *Aber* das kannst du den anderen nicht zumuten … *Aber* irgendeiner muss die Arbeit doch tun … *Aber* wer nichts tut, der ist faul … *Aber* das kannst du nicht durchhalten … *Aber* das wirst du bereuen … Manches Aber ist gut und bedenkenswert. Andere sind unbegründet und vermiesen mir das Leben. Es sind Aber-Geister. Identifizieren Sie Ihre Aber-Geister, die inneren und äußeren Gegenspieler, die Ihnen das Leben schwer machen und Sie dazu verleiten wollen, Dinge zu machen, die vielleicht gut sind, Ihnen aber nicht guttun. Stellen Sie all diese schlechten Ratgeber einmal vor Ihrem inneren Auge auf und nehmen Sie sich vor, ihnen nicht mehr alles zu glauben, was sie Ihnen erzählen.

Was uns vom Neinsagen letztlich abhält, ist Angst. Genauer gesagt ist es die Furcht vor negativen Konsequenzen. Auch wollen wir nicht vor uns selbst oder vor anderen schlecht dastehen. Jeder kennt diese Angst, aber wir wollen sie nicht fühlen, und vor allem wollen wir nicht, dass jemand uns unsere Unsicherheit und Schwäche anmerkt. Aber diese Vorbehalte sind oft unbegründet. Viele Mitmenschen reagieren mit Wohlwollen und Verständnis, wenn ich meine Grenzen eingestehe und ehrlich sage: «Ich kann nicht mehr! Ich muss eine Pause machen, ich brauche dringend eine Auszeit.»

All meine Befürchtungen, meine Überlegungen, wie ich es den anderen wohl am besten beibringen kann und wie sie vielleicht reagieren werden, sind dann in der Regel unnötig gewesen.

Es gibt einen humorvollen Kurzfilm von Ralf Westhoff mit dem Titel *Der Bananenkaktus*. Er erzählt von einem Mann, Michael, der versucht, einer Hausnachbarin aus dem Weg zu gehen, weil er nicht mehr darum gebeten werden möchte, einen riesengroßen Kaktus vom Garten bis zum Speicher zu tragen. Er setzt alles dran, die gefürchtete Situation zu vermeiden, weil er nicht nein sagen kann. «Nein» ist für ihn ein schreckliches Wort. Einmal jedoch passt er nicht gut genug auf – die Nachbarin erwischt ihn und spricht ihre Bitte aus. Plötzlich steht sie für eine Weile wie versteinert vor ihm. Diese langen Sekunden ermöglichen Michael, innezuhalten: Ein älterer Herr kommt aus seiner Wohnung und rät ihm: «Sag doch einfach nein.» Michael fasst sich endlich ein Herz und bringt ein zaghaftes, aber deutliches Nein über die Lippen. Die Frau akzeptiert es sofort und geht weiter, um ihr Glück bei einem anderen Hausbewohner zu versuchen.

In der Bibel lesen wir, wie Jesus uns ermuntert, klare Standpunkte einzunehmen: «Euer Ja sei ein Ja und Euer Nein ein Nein.» Nehmen Sie dieses Wort (oder den Satz des Nachbarn: «Sag doch einfach nein») mit in die nächste Konfliktsituation. Sagen Sie, wenn es ansteht, ein klares, schlichtes Nein, ohne dieses groß zu rechtfertigen oder zu begründen. Zum Beispiel wenn Ihr Chef Sie dazu bringen möchte, Ihre Mittagspause zu verkürzen, oder wenn jemand darauf aus ist, Ihnen ein schlechtes Gewissen einzureden, weil Sie gerade nicht zur Verfügung stehen.

Ein Nein von sich zu geben ist oft leichter, als man denkt. Aber auch hierbei brauche ich gute Vorbilder, positive eigene Erfahrungen und einen Coach, der mich dazu ermutigt. Diese Unterstützung kann tatsächlich ein professioneller Helfer sein, eine Therapeutin, ein Seelsorger, aber auch eine gute Freundin, der Partner oder – wie im Film – der ältere Mann von nebenan. Wichtig ist vor allem, zu unterscheiden, welche Menschen mir guttun und welche mich stressen und mir die Kraft nehmen.

In meinen Antistresskursen lade ich zur Bestandsaufnahme ein. Vielleicht könnte das auch für Sie ein guter Schritt sein. Nehmen Sie ein Blatt Papier und schreiben Sie alles und jeden auf, der Sie unter Druck setzt oder Stress verursacht. Das können Personen oder Situationen sein. Danach nehmen Sie ein weiteres Blatt und zeichnen Sie in die Mitte Ihren Hauptstressor (Sie können ihn stattdessen auch nur benennen). An den Rand des Papiers setzen Sie die Dinge oder Personen, die Sie am wenigsten strapazieren, die restlichen Stressfaktoren werden im Zwischenraum platziert.

So manchem Kursteilnehmer geht bei diesem Ordnen und Gewichten ein Licht auf. Es tut gut, seinen Hauptstressor zu kennen, denn durch ihn verlieren wir die meiste Lebensenergie. Man weiß nun, wobei oder bei wem man ansetzen muss, ohne sich auf den Nebenschauplätzen zu verzetteln. Andererseits kann der Blick auf die Mitte auch sehr wehtun. Vielleicht wollte ich einem Konflikt oder einem Schmerz bislang nicht ins Gesicht schauen, und er ist deshalb immer auswegloser und schlimmer geworden. Da hilft die Geborgenheit einer Gruppe, das Empfinden, mit den anderen Kursteilnehmern in einem Boot zu sitzen, um der eigenen Wahrheit ins Auge zu blicken. Manch einer nimmt das Angebot eines Einzelgesprächs in Anspruch, weil es dort leichter fällt, auf das Innerste und Eigentliche zu schauen.

Das Wesentliche im Blick behalten

Dass wir das, was uns eigentlich guttut, immer wieder verschieben, kann noch andere Gründe haben. Ich kann womöglich leicht nein sagen, lasse mich aber doch immer wieder ablenken und verliere dadurch das Wesentliche aus den Augen. Damit dies nicht geschieht, kann die Unterscheidung zwischen dem Wichtigen und dem Dringlichen helfen. Das Wichtige ist die Basis, die wir nicht vergessen dürfen. Das Dringliche ist wiederum von einer bestimmten Situation abhängig. Manche Dinge sind wichtig und dringlich zugleich. Notfälle haben absolute Priorität. Zum Beispiel eine schwere Verletzung, die versorgt werden muss, das Abgabedatum einer Diplomarbeit, das es einzuhalten gilt, oder ein schreiendes, hungriges Kind, das umgehend versorgt werden will.

Wenn wir unsere Prioritätenliste ernst nehmen, sind die wichtigsten Dinge: Schlaf, Bewegung und Gebet. Vielleicht kommt bei Ihnen noch etwas anderes dazu: ein interessantes Buch lesen, ins Kino gehen oder mit dem Partner ein gutes Restaurant besuchen. Leider besitzen diese Dinge nur selten eine besondere Dringlichkeit. Vieles andere scheint eher unaufschiebbar zu sein, stellt lauthals seine Forderungen und drängt sich deshalb in den Vordergrund: die Kinder, die dauernd etwas von einem brauchen, die Hausarbeit, die nicht enden will, die Vorgesetzten, die Druck ausüben, und nicht zuletzt auch meine eigenen Leistungsideale, die mich antreiben, mehr und perfekter zu schuften. Immer gibt es noch etwas zu tun – aber seltsamerweise wird der Berg vor uns niemals kleiner. Und das Wichtige im Leben wird immer weiter aufgeschoben.

Was ist das Wichtigste für Sie, wenn Sie sich von Ihrer Vernunft leiten lassen? Was, wenn Sie mit dem Herzen in sich hineinspüren? Sie können es einmal aufschreiben. Schauen Sie nun auf Ihre Zeitplanung: Wie viel Zeit verbringen Sie mit der Erfüllung von Pflicht, wie viel bleibt für das Herz, die Ruhe, die Liebe, für Gott? Wenn dieser Teil der Liste zu kurz geraten ist, können Sie sich entschließen, eine Herzensangelegenheit hinzuzufügen und dafür eine Pflicht zu streichen?

Es gibt noch eine andere Möglichkeit, dem Wichtigen aus dem Weg zu gehen: Sie können sich verzetteln. Statt die gewonnene Zeit oder eine Verschnaufpause für sich selbst zu nutzen, geben sich viele dem Nebensächlichen und Unwichtigen hin. Statt eine wichtige Frage für sich zu klären oder eine wirklich dringliche Angelegenheit in Angriff zu nehmen, löst man lieber ein Kreuzworträtsel, putzt noch einmal die Wohnung, greift nach einer Tafel Schokolade, lässt sich auf ein belangloses Gespräch ein, schaltet den Fernseher an oder surft stundenlang im Internet. Diese Strategie muss nicht schlecht sein. Sie kann eine gewisse Erholung bescheren, die einen mit neuem Elan an unangenehmere Dinge herangehen lässt. Man kann aber dadurch auch im Dschungel seiner Ablenkungen versinken.

Angenommen, Ihre Familie bricht ohne Sie zur Verwandtschaft auf. Sie haben sturmfreie Bude. Es fallen Ihnen vermutlich sofort tausend Dinge ein, die Sie in dieses eine so kostbare Wochenende hineinpacken möchten. Am Ende aber werden Sie froh sein, wenn Sie sich auf weniges und auf das Wichtige beschränkt haben. Wenn Sie nicht nur dringliche Erledigungen abgehakt, sondern auch etwas für sich getan haben. Wenn Sie den vielfältigen Versuchungen der Ablenkung widerstehen konnten. Wie würde Ihr optimales Wochenende de luxe aussehen?

In das Labyrinth der Ablenkung gerate ich leicht, wenn eine äußere oder innere Unruhe in mir ist. Dann ist es für mich besonders wichtig, eine gewisse Disziplin und Ordnung aufrechtzuerhalten. Das heißt, dass ich alle meine Aktivitäten auf ein gutes Maß beschränke. Mir selbst dienen als Vorbild die dominikanischen Schwestern mit ihren festgelegten Essens- und Gebetsstunden, welche sich durch den ganzen Tag ziehen. Egal, wo die Schwestern gerade stehen oder was sie tun – um 6.30 Uhr, um 11.30 Uhr und um 17.30 Uhr lassen sie die Arbeit ruhen, um sich zu einer wichtigeren Priorität zu rufen, dem Gebet. Ein Beispiel ist für mich auch ein mir näher bekannter Rechtsanwalt, der, obwohl viel beschäftigt, es schafft, täglich um fünf Uhr nachmittags seine Kanzlei zu verlassen. Und ich denke auch an einen Gast, der an einem Kurs teilgenommen hatte. Als ein konkretes Ergebnis nahm er die Anregung mit nach Hause, an der täglichen Nachmittagspause festzuhalten. Egal, ob er zu Hause, im Büro oder unterwegs war, wollte er sich Zeit für eine Tasse Tee nehmen.

Was sind die Fixpunkte Ihres Alltags? Wie steht es mit Ihren Pausen und mit Ihrem Feierabend? Vielleicht mögen Sie sich selbst, mit dem eigenen Namen, in Ihren Terminkalender eintragen. Denn es erfordert nicht nur guten Willen, sondern auch Entschlossenheit zur Umsetzung, gut für sich zu sorgen.

Von Zeit zu Zeit ist es mir ein großes Bedürfnis, Ordnung zu schaffen. Auch das ist eine Weise, auf mich selbst zu schauen. Vor allem auf meinem Schreibtisch. Organisationsexperten empfehlen, dies jeden Freitag zu tun, um am Montag wieder aufgeräumt und mit vollem Durchblick in die neue Woche zu starten. Ich gebe zu, dass mir dies nicht gelingt. Aber ich bemühe mich, die Zeiträume bis zum nächsten Aufräumen zu verkürzen. Aufräumen bedeutet nicht nur umschichten oder in irgendwelche Schubladen verstauen, sondern auch loslassen.

Eine Referentin leitete einmal in unserem Haus ein Entrümpelungsseminar. Von ihr habe ich folgende Strategie gelernt: Ich leere meinen Schreibtisch, meine Schränke oder auch den Dachboden und überlege bei jedem Gegenstand, den ich in die Hand nehme, ob ich ihn tatsächlich noch behalten möchte. In eine sehr große Kiste verstaue ich all das, was ich weggeben möchte. In eine kleinere Kiste kommen die Dinge, die ich vielleicht noch gebrauchen könnte. Falls ich nach einem weiteren Jahr keine Verwendung dafür fand, gelangen sie in die erste Kiste. Und in mein kleines Schatzkästchen packe ich die wenigen Dinge, die ich wirklich benötige oder die mir ans Herz gewachsen sind.

So wie die äußere Ordnung zentriert, kann mich auch das innere Ordnen zum Wesentlichen führen. Meine Aufgabe als Einzel- und Kursbegleiter besteht oft darin, Menschen einen klareren Blick zu verschaffen. Mit ihnen zu sehen, was Sache ist, was von dem, das sie innerlich umtreibt, wirklich wichtig ist.

Der Wahrheit ins Auge blicken
Was ist dieses Innerliche? Was sind die Nöte und Sehnsüchte, die mir in meinen Seelsorgegesprächen begegnen? Was

darf ich sehen, wenn die Menschen mir ihr Herz öffnen? Ich entdecke vor allem die Sehnsucht nach Liebe und dass die Liebe oft einen herben Dämpfer erfahren hat. So begegne ich vielen Trauernden, meist Frauen, deren Mann oft erst vor kurzer Zeit verstorben ist. Manche davon mussten mit ansehen, wie der Partner nach langer Krankheit sich mit dem Sterben quälte. Andere wurden von dem Tod ihres Liebsten jäh überrascht, überwältigt. Immer wieder werden Menschen mitten aus dem Leben und aus all ihren Träumen gerissen. Da wird die Liebe gesprengt, so, als ob man zwei fest verleimte Bretter auseinander reißen würde. Man hätte so gerne noch den Lebensabend miteinander verbracht, hätte sich nach all den arbeitsreichen Jahren ein bisschen Zeit zu zweit gewünscht ... Vielen fällt es schwer, ihre Trauer im Alltag zu zeigen. Und noch schwerer, die Wut auf Gott einzugestehen mit der Frage: «Wie konntest DU das zulassen?»

Oft gehen auch Schuldgefühle damit einher, dem Partner gegenüber etwas versäumt zu haben. In der Geborgenheit des Klosters und in der Gegenwart eines liebevollen Gegenübers ist es offenbar leichter, sich solche Gefühle zu erlauben.

Tod und Trauer sind die großen Tabuthemen unserer Gesellschaft. Es braucht Mut, zur eigenen Trauer zu stehen. Setzen Sie sich kein Limit, wann die Trauer vorbei sein muss. Wo große Liebe ist, ist auch große Trauer. Scheuen Sie sich nicht, Ihre Tränen fließen zu lassen. Ein Weiser hat einmal gesagt: «Tränen bringen die Wüste unseres Herzens zum Blühen.»

Sodann sehe ich viele Probleme innerhalb der Familien. Da sind Eltern, deren erwachsene Kinder sich verkracht haben. Kinder, die den Kontakt zu Vater und Mutter abgebrochen haben. Und immer wieder Menschen, die mit Schmerzen auf ihre Kindheit blicken. Egal, wie «cool» oder wie zynisch

Menschen nach außen hin damit umgehen – Brüche in der Familie sind immer ein tiefer Schmerz. Manche kennen ihre Eltern gar nicht, weil sie schon früh zur Adoption freigegeben wurden oder im Heim aufgewachsen sind. Ob Ersatzeltern oder eigene Eltern – viele leiden unter dem, was sie in ihrer Kindheit mitbekommen haben, oder sie suchen ihr Leben lang nach dem, was ihnen *nicht* mit auf dem Weg gegeben wurde. Dieser «Mitgift» oder diesem Mangel ins Auge zu blicken ist für viele Ratsuchende ein Wendepunkt. Sie spüren, dass sie sich von gewissen Ansprüchen der Kindheit verabschieden müssen und dass sie den Eltern den «giftigen» Teil des Erbes wieder zurückgeben müssen, um zu dem zu finden, was ihnen selbst entspricht, um erwachsen zu werden. «Du sollst deine Eltern ehren», heißt es in der Bibel, aber wir dürfen und müssen uns auch gegen sie abgrenzen – wir sind nicht wie sie, und unser Leben ist ein eigenes.

Blicken Sie dankbar auf das, was die Eltern in Ihnen angelegt haben, und sei es nur, dass sie Ihnen das Leben schenkten. Aber wagen Sie es auch, Ihrem Vater und Ihrer Mutter das zu sagen, was Ihnen nicht gutgetan hat. Dies kann ein reales Gespräch sein oder ein Brief, den Sie vielleicht gar nicht abschicken werden. Das Formulieren, das liebevolle Hinschauen auf das Schmerzliche und eine gewisse Distanzierung von den elterlichen Maximen werden oft als sehr befreiend erlebt. Selbst wenn die Eltern schon tot sind, muss ihnen manchmal noch einiges gesagt werden.

Vielleicht mögen Sie ebenso Ihre Großeltern in den Blick nehmen. Viele Gäste, die schwierige Elternbeziehungen haben, berichten andererseits von liebevollen Großeltern. Durch den Abstand zu den Enkelkindern und dank ihrer Lebenserfahrung sind Oma und Opa oft «große Mütter» und «große Väter», die es nicht nötig haben, sich in den Enkelkindern zu beweisen, sondern die

sich ihnen als Spiegel zur Verfügung stellen können. Haben oder hatten Sie das Glück, einen solchen Großvater oder eine solche Großmutter zu erleben? Haben Sie Lust, ihm oder ihr ein Geschenk zu machen, das Sie vielleicht auch ohne besonderen Anlass überreichen möchten? Und sei es nur ein kleiner Besuch oder eine schöne Blume, die Sie aufs Grab legen.

Neben diesen Familiendramen und der großen Trauer sehe ich viele Gäste, die an ihrer Partnerschaft leiden. Auch hier sind es vor allem Frauen, die es in ihrer Ehe oder Beziehung nicht länger aushalten und nun professionelle Hilfe suchen. Nicht wenige haben bereits einen intensiven Weg hinter sich und zum Teil langfristige Therapien auf sich genommen. Leider hinken ihre Männer oft hinterher. Sie wollen sich nicht auf eine Eheberatung einlassen oder brechen diese schon nach ein, zwei Sitzungen ab. Der Klosteraufenthalt soll nun klären helfen, wie man weiter vorgeht und ob man sich sogar zeitweise oder dauerhaft vom Partner trennen möchte.

Manchmal kommt hinzu, dass es bereits eine konkrete Alternative, einen zweiten Partner gibt. Man möchte weder den einen noch den anderen verlieren und auch den Kindern ersparen, noch mehr leiden zu müssen. Wie soll ich mich entscheiden? Das ist oft die große Frage.

Auch wenn diese Gäste ihre Entscheidungen bisweilen gerne an mich abtreten würden, erhalten sie von mir keine Lösungen. Aber im Gespräch klärt sich vielfach erstaunlich schnell, wohin die stärkere Sehnsucht zieht. Und manche brauchen überhaupt keine Hilfe. Da sie in ihrem Kopf und in ihrem Herzen alles schon hundertmal hin- und hergewälzt haben, versuchen sie, in Kloster Arenberg einmal bewusst abzuschalten und nicht an den fälligen Entschluss zu denken. Und siehe: Dem einen wird er trotzdem im Park geschenkt, eine andere spürt das Entscheidende im Ruheraum der Sauna oder an einem anderen Ort, wo man nicht damit gerechnet hat.

Sollten Sie für Ihre Entscheidungen eine aktivere Strategie bevorzugen, empfehle ich Ihnen, auf diese Weise vorzugehen: Versuchen Sie für eine gewisse Zeit innerlich so zu leben, als hätten Sie sich bereits entschlossen. Sie wählen also eine der beiden Alternativen und malen sich innerlich die Konsequenzen dieser Entscheidung aus. Angenommen, Sie sind Ordensmann und erwägen, aus dem Orden auszutreten. Dann stellen Sie sich detailliert mit allen Sinnen vor, wie Sie die Entscheidung des Austritts Ihren Oberen kundtun, Ihren Mitbrüdern, Ihrer Familie, Ihren Freunden. Danach begeben Sie sich ganz in die neue Situation mit allen Vor- und Nachteilen. Freuen Sie sich an dem Neuen und trauern Sie über das Gute, das Sie verlassen haben. Lassen Sie in Ihrem Herzen alle Gefühle zu, die dabei in Ihnen aufsteigen. Gehen Sie bewusst den unangenehmen Gefühlen wie Angst, Schuld, Scham, Versagen, Trauer nicht aus dem Weg.

Die Kunst besteht darin, den notwendigen Verlust «auszutrauern», die Angst vor dem Unbekannten zu spüren und gleichzeitig der Sehnsucht des Herzens zu folgen. Unsere Furcht suggeriert uns, dass wir den Verzicht bereuen könnten. Dem gilt es zu widerstehen, indem wir uns zunächst innen und dann auch in der Realität klar entscheiden. Ich bleibe also eine bestimmte Zeit, wenn möglich mehrere Wochen, bei der einen Alternative und durchlebe und durchleide sie mit allen Facetten. Dann nehme ich mir genauso viel Zeit und Freiheit für die zweite und womöglich auch für eine dritte Möglichkeit, die sich vielleicht erst im Laufe des Entscheidungsprozesses auftut.

Schließlich lasse ich noch ein paar Tage verstreichen, um die innere Erfahrung zu verdauen. Dann entschließe ich mich endgültig, auch wenn ich mir vielleicht nicht absolut sicher bin. Es ist ganz normal, keine hundertprozentige Sicherheit zu haben. Es braucht den Mut zum Risiko und auch die Demut, eine Entscheidung vielleicht wieder zurückzunehmen, wenn sich herausstellt, dass sie doch falsch war.

Es ist nicht leicht, der Wahrheit ins Gesicht zu blicken. Aber die liebevoll angenommene Realität wirkt befreiend. Sie verwandelt das Schreckliche ins Erträgliche, wandelt die Schwere in Leichtigkeit und schenkt Frieden. Und es ist nie zu spät, sich dieser Wahrheit zu stellen – das Herz kennt sie sowieso. Vielleicht wage ich die entscheidenden Schritte erst am Ende meines Lebens oder sogar nach meinem Leben. Wenn Gottes Augen mich liebevoll anblicken und mich zu einer größeren Liebe erwecken, als ich für menschenmöglich gehalten habe. Vielleicht gelingt mir dieser Blick ins Innere und Innerste aber schon vorher.

Ich will leben, ich will lieben, ich will sein

Es ist nie zu spät! Ich bin so manchem Mann und so mancher Frau begegnet, die in mittlerem und fortgeschrittenem Alter noch einmal aufgebrochen sind und eine neue Lebendigkeit erfahren durften. Zum Beispiel eine Frau, die ihr Leben lang von früh bis spät in einem Familienbetrieb hart arbeiten musste. In Kloster Arenberg holte sie einiges von dem nach, was ihr bislang versagt geblieben war. Sie gönnte sich verschiedene Anwendungen im Vitalzentrum, ließ sich von den vielfältigen spirituellen Impulsen anregen, lernte interessante Menschen kennen und – vermutlich ihr größter Schatz – entdeckte das Tanzen. Das meditative Tanzen, wie es in Kloster Arenberg praktiziert wird, ließ sie mehr als alles andere zu ihrer Mitte, zu sich selbst finden. Zu Hause hat sie zwar noch keine Tanzgruppe gefunden. Aber sie tanzt dennoch. Allein. Jeden Tag legt sie sich eines ihrer Lieblingslieder auf und bewegt sich dazu. Ob die Schritte stimmen oder nicht, ist nicht so wichtig. Die bewusste und langsame Bewegung lässt sie den Alltag vergessen und bringt sie in Berührung mit den tieferen Schichten des Seins, die ohne Sorgen und ohne Alter sind. Nach einem Morgenimpuls bat sie mich um einen Text, den ich vorgetragen hatte, weil sie meinte, er passe so gut zu ihrem jetzigen Lebensgefühl. Mit diesem Text, der auch vielen anderen Gästen unseres Hauses aus der Seele spricht, möchte ich den *Blick auf sich selbst* beschließen.

Bevor die Tage der Jugend verfliehen,
bevor sie im Alltag des Lebens untergehen,
bevor meine Träume verblassen und vergehen –
will ich leben
will ich lieben
will ich sein.

Bevor ich die Freude am Leben verliere,
bevor meine Liebe der Gewohnheit unterliegt,
bevor ich den Sinn der Schönheit verliere –
will ich leben
will ich lieben
will ich sein.

Bevor der Tag und die Nacht für mich gleich sind,
bevor meine Freunde von mir gehen,
bevor ich mit meinen Gedanken allein bin –
will ich leben
will ich lieben
will ich sein.

Bevor ich den Gesang der Vögel nicht mehr höre,
bevor ich die Farben der Blumen nicht mehr sehe,

bevor meine Kerze im Winde erlischt –
will ich sagen,
will ich rufen,
will ich schreien:
Ich habe gelebt!

Auf Gott schauen

Wenn diese Christen von mir verlangen, ich solle an ihren Gott glauben, dann müssen sie sich etwas Besseres einfallen lassen; dann müssen sie mehr wie Leute aussehen, die gerettet worden sind; in ihren Gesichtern müsste man die Freude der Seligen erkennen können. Ich glaube nur an einen Gott, der tanzt. **Friedrich Nietzsche**

«Heinrich, du leuchtest!» Mit diesen Worten begrüßte eine Frau ihren Mann, der gerade von einer längeren Pilgerreise zurückkam. Er war mehrere Wochen zu Fuß nach Santiago de Compostela unterwegs gewesen und kehrte nun freudestrahlend nach Hause zurück. Man spürte diese Freude noch immer, als er einige Zeit später im Rahmen unseres Klosterforums einen Diavortrag über seine Erfahrungen auf dem Jakobsweg hielt. Was hatte ihn zum Leuchten gebracht? Waren es die herrliche Landschaft und die eindrucksvollen Sehenswürdigkeiten? Waren es die frische Luft und die viele Bewegung? Waren es die gastfreundlichen Herbergswirte und die Offenheit der Pilger, denen er unterwegs begegnen durfte? Vermutlich all das und doch noch mehr. Was ihn offensichtlich am meisten zum Leuchten brachte, waren seine spirituellen Erlebnisse, sein zunehmendes Sichöffnen für die göttliche Dimension.

Die Erkenntnis, dass es zutiefst Gott ist, der uns zum

Leuchten bringt, ging mir einmal in den Bergen auf. Ich hatte das Glück, ein wundervolles Alpenglühen zu erleben. Bevor es an jenem Abend dunkelte, wurden die Berge in ein zauberhaftes leuchtendes Rot getaucht. Dieses Leuchten drang in mich ein, erfüllte mich. Als ich das Bergmassiv am nächsten Morgen erneut betrachtete, war ich richtig enttäuscht. Der Berg, der gestern noch eine so mystische Ausstrahlung gehabt hatte, war nun ganz ohne Glanz und starrte mich grau und fahl an. Es war derselbe Berg – und doch ein ganz anderer! Da dämmerte mir der Gedanke, dass es mit uns Menschen wohl ganz ähnlich ist. Wenn uns die Sonne fehlt, wenn unser Herz erkaltet, schauen auch wir ziemlich alt aus.

Menschen, die Gott intensiv begegnen, leuchten. Das war bereits bei Moses so, bei Jesus und den vielen Heiligen, deren Ausstrahlung in Bildern oft als Heiligenschein dargestellt wird. Und heute noch kommt uns Gott mit seinem Licht entgegen, sei es auf einem Pilgerweg oder im Kloster, aber auch in unserem Alltag und sogar an Orten, wo wir ihn vielleicht am wenigsten vermuten würden: In einer lebensgefährlichen Situation oder auf dem Krankenbett geht so manchem Menschen ein großes Licht auf. Oder im Gefängnis. Vor kurzem erfuhr ich von einem Häftling, dem ein besonderes Gotteserlebnis geschenkt wurde. Die Mitgefangenen führten seine Veränderung, seine tiefe Freude auf Drogen zurück. Und auch er versuchte zunächst – obwohl keine Rauschmittel im Spiel gewesen waren –, dieses Erlebnis als Wahrnehmungsstörung abzutun. Doch es ließ ihn nicht mehr los, und es wurde für ihn mehr und mehr zur Gewissheit, dass eine solch große Liebe, dass ein solches Glühen und Strahlen nur mit Gott zu tun haben konnte.

Was bringt mich selbst zum Leuchten? Wann und in welcher Situation habe ich eine Erfahrung von Licht gemacht – innerlich oder äußerlich? Ahne ich, dass eine höhere Macht, dass Gott die Quelle des Lichts, die Leuchtkraft meines Lebens ist?

Gewiss, auch großartige Gotteserfahrungen verlieren im grauen Alltag oft ihren Glanz. Es ist wie mit dem Alpenglühen – ich kann das Erlebnis nicht festhalten. Ich kann es nicht wieder herholen. Aber ich kann mich daran erinnern. Und ich kann mich immer wieder neu dafür öffnen und bereithalten. Die großen Mystiker sagen, dass Gott immer da ist, aber dass *wir* nur selten ganz präsent und offen sind für sein Wirken in und an uns. Da haben es die Berge leichter. Die stehen immer still, sind stets bereit, das Licht zu reflektieren. Was kann uns helfen, uns für dieses Licht, für Gott zu öffnen? Wie erfahren es die Gäste in Kloster Arenberg? Und was davon könnte auch im Alltag hilfreich sein?

Sich für Gott öffnen

Viele Menschen, die in unser Kloster kommen, sind bereits in reiferen Jahren, sind in oder jenseits der Lebensmitte. Sie spüren, dass es nicht nur eine Karriere nach oben, sondern auch eine nach innen gibt. Dass Beruf, eigenes Haus, Geld, Partnerschaft und Familie nicht alles im Leben sind. Dass es noch eine andere, eine spirituelle Dimension gibt. Manche haben sich deshalb für ihren Urlaub bewusst ein Kloster ausgesucht, andere haben ihre spirituelle Seite erst hier (wieder)entdeckt.

Besonders wichtig für solche Entdeckungen scheint die Freiheit zu sein. Speziell im religiösen Bereich schätzen unsere Gäste, dass man sie zu nichts drängt. Die in Kirchengefilden und auch hinter Klostermauern oftmals nicht vermutete Freiheit ermöglicht so manchem, der nicht primär aus religiösen Absichten das Kloster aufsuchte, sich auch für spirituelle Impulse zu öffnen, was folgendes Beispiel veranschaulichen mag. «Wir haben schon öfter zusammen Wellness-Urlaub gemacht», erzählten zwei Freundinnen aus Frankfurt. «Aber immer nur Körper und Schönheit – das war es irgendwie auch nicht.» Jetzt sitzen sie bei einem Glas Wein im Klosterkeller, berichten von ihren ersten Meditationsversuchen und denken über die religiösen Erfahrungen ihrer Kindheit nach: «Damals wurden wir ja nur unterdrückt. Niemand nahm unsere Erfahrung ernst. Hier erleben wir nun etwas ganz anderes.» Weil sie zu nichts gezwungen werden und weil sie sich ernst genommen fühlen, können sich die beiden Frauen auch auf das spirituelle Angebot einlassen.

Andererseits können auch gerade Wellness-Erfahrungen eine wichtige Hilfe sein, sich für die Räume der Seele zu öffnen. So sehe ich unser Vitalzentrum und dessen Mitarbeiter als Verbündete der Seelsorge. Wer im Schwimmbad, in der Sauna oder auf der Massagebank zur Ruhe und Entspannung findet, erfährt dadurch oft auch eine tiefere Dimension des Seins. Dass bewusste Leiberfahrungen von spiritueller Relevanz sein können, zeigt sich in der Praxis von Kloster Arenberg immer wieder, etwa in dem Beispiel eines Priesters, der eine tiefe Erfahrung, die ihm in der Kapelle zuteil wurde, auch auf die vorausgegangene Massage im Vitalzentrum zurückführte. Wer dem Leib zu seinem Recht verhilft, kann das geistige und geistliche Leben in sich gedeihen lassen.

Durch geöffnete Türen blicken

Ein großes Hindernis einerseits, bisweilen aber der entscheidende Motor, sich auf Gott näher einzulassen, andererseits sind die verschiedenen Leiderfahrungen. In meinen Gesprächen treffe ich mit vielen Menschen zusammen, die schwere Zeiten durchleiden müssen. Dabei steht oft die Frage nach dem Warum im Raum: «Warum musste mein Ehepartner so früh oder auf diese grausame Weise sterben?», «Warum bin gerade ich an Krebs erkrankt?» Diese Fragen und Klagen sind wichtig. Es ist wichtig, sie Gott zu stellen oder, wie Hiob, ihn sogar der Ungerechtigkeit anzuklagen. Wem es gelingt, die Frage nach dem Warum zunächst einmal auszuhalten und ohne Antwort stehen zu lassen, der kann vielleicht erfahren, wie aus dem Warum ein *Wozu* wird. So entdecken Menschen trotz oder sogar mitten in ihrem Leid einen tieferen Sinn und versuchen daraufhin, das Beste daraus zu machen. Statt in der Klage zu erstarren oder sich von Gott ganz abzuwenden, lernen sie nach und nach ihr Schicksal anzunehmen, auch wenn sie vielleicht noch nicht die große Zuversicht des blinden Mönchs erlangt haben, der in dem Film *Die große Stille* von Philip Gröning die eindrucksvollen Worte spricht: «Ich danke Gott oft dafür, dass er mich erblinden ließ. Ich bin sicher, dass er es zum Wohle meiner Seele hat geschehen lassen.»

Vielleicht haben Sie einmal die Gelegenheit, sich diesen Film anzusehen, der einen tiefen Einblick in das Leben der Kartäusermönche gibt. Tauchen Sie mit ein in diese intensive Atmosphäre der Stille und Präsenz eines Schweigeklosters. Freuen Sie sich an den Mönchen, die in ihrer Freizeit wie unbeschwerte Kinder Schlitten fahren. Und achten Sie besonders auf den blinden alten Mönch.

Wer blind ist, nimmt manchmal mehr wahr. Wer leidet, entdeckt dadurch oft ein tieferes Leben, eine größere Dimension von Dasein. Eine Frau, deren Mann auf einer Urlaubsreise plötzlich zusammenbrach und kurz darauf verstarb, erzählte mir, dass ihr gelähmter Mann ihr in dieser Situation signalisierte, noch etwas aufschreiben zu wollen. Mit letzter Kraft, aber in sichtbarem Frieden kritzelte er auf einen Zettel das Wort «Christus». Dieser Zettel und der Friede, den ihr Mann offensichtlich in seinen letzten Lebensmomenten gefunden hatte, wurden ihr ein bleibendes Vermächtnis. «Wenn sich eine Türe schließt, öffnet sich eine andere», schrieb eine junge Frau in unser Gästebuch. «Aber wir schauen zu oft, zu lange und mit solchem Bedauern auf die geschlossenen Türen, dass wir die nicht sehen, die für uns geöffnet werden. Nach diesen Tagen bei euch werde ich mehr und mehr mit Kraft und Mut durch die geöffneten Türen sehen.»

Gibt es etwas, das ich so sehr bedauere, dass ich es nicht loslassen kann? Halte ich an einem Verlust fest, einer Trennung oder einer Niederlage, die vielleicht schon Wochen, Monate oder gar Jahre zurückliegen? Welche Tür hat sich zugleich damit geöffnet, und ich habe es nicht gesehen? Welche Chance, welche Dimension bietet sich mir dadurch an? Wie würde es mein Leben verändern, meine Aufmerksamkeit von der geschlossenen Tür auf die offene zu richten?

In einem Brief berichtete mir einmal ein Mann von einer wichtigen Lebensphase, in der er sich wie der letzte Dreck vorkam. Er fühlte sich ganz unten. Vielleicht achtete er deshalb besonders aufmerksam auf den weggeworfenen Abfall, der auf den Straßen herumlag. Eines Tages erblickte er auf dem Weg zum Sport in einem Müllhaufen ein kleines Kreuz aus Bronze, das ihn zutiefst anrührte. Für ihn hatte sich mitten im Müll eine Tür geöffnet. «Und wenn es banal klingt oder für manchen durchgeknallt», schreibt er im Rückblick, «so steht für mich fest: Selbst im tiefsten Dreck, im dunkelsten Loch lebt und arbeitet die Liebe für uns. Vielleicht bedeutet es auch: Man darf nicht ablassen, die Schönheit und das Gute zu suchen, denn in der Suche liegt die Hoffnung, ein Zeichen zu finden, das sagt: Alles wird gut.»

Bei unseren spirituellen Impulsen, sei es in der Kapelle

oder etwa bei Wanderexerzitien im Wald, singen wir gerne den Kanon «Wechselnde Pfade, Schatten und Licht, alles ist Gnade, fürchte dich nicht.» So mancher Gast nimmt dieses eingängige Lied mit in den Alltag und lässt es immer wieder neu in seinem Herzen erklingen. Die einfache und tiefe Aussage dieses Liedes kann vielleicht auch Ihnen Mut in einer scheinbar aussichtslosen Situation machen:

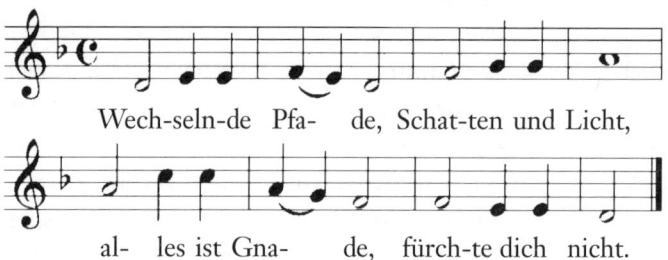

Wech-seln-de Pfa- de, Schat-ten und Licht,
al- les ist Gna- de, fürch-te dich nicht.

Auf das Kreuz schauen

Kennen Sie das Buch *Oskar und die Dame in Rosa*? In diesem wunderbaren Roman des französischen Schriftstellers Eric-Emmanuel Schmitt wird die Geschichte von dem zehnjährigen Oskar erzählt, der an Leukämie erkrankt und in seinen letzten Tagen von Oma Rosa, einer ehrenamtlichen Krankenhaushelferin, begleitet wird. Diese rät ihm, täglich einen Brief an Gott zu schreiben. Als Oskar ihr entgegnet, dass es Gott gar nicht gebe – das weiß er nämlich von seinen Eltern –, sagt Oma Rosa: «Dann sorg dafür, dass es ihn gibt. Jedes Mal, wenn du an ihn glaubst, wird es ihn ein bisschen mehr geben. Und wenn du dranbleibst, wird er ganz und gar für dich da sein.» Eines Tages nimmt sie den Jungen in die Krankenhauskapelle mit und zeigt ihm den gekreuzigten Jesus. Für Oskar ist dies zunächst eine harte Konfrontation mit seinem eigenen bevorstehenden Tod. Aber an jenem Abend resümiert er in seinem Brief an Gott: «Eigentlich war es sehr schön in dieser leeren Kirche mit dir, lieber Gott, weil du so friedlich ausgesehen hast.»

Von ähnlichen Erfahrungen erzählen mir die Menschen hier. Sie empfinden es als wohltuend, auf das Kreuz in unserer Kapelle zu schauen. Und auch ich sitze gerne davor. Das gotische Kruzifix, das bereits in der alten Gästekapelle hing, wurde von seinen Kreuzbalken befreit und der verbliebene Korpus in den blanken Beton gefügt. Der nackte, schutzlose Jesus schmiegt sich an die nackte, unverputzte Wand. Der von Nägeln durchbohrte Gottessohn korrespondiert mit den verbliebenen Bohrlöchern im Beton.

Warum spricht dieses Kreuz mich so an? Warum zieht es mich nicht runter, sondern erhebt mein Gemüt? Der Blick auf den und das Durchbohrte lässt den Blick auf die eigenen Wunden zu, auf die eigene Ohnmacht, und darin bin ich nicht allein. Auch der Sohn Gottes hat Leiden und Schmerzen gekannt, er war verzweifelt und ist doch seinen Weg der Liebe bis zum Ende gegangen. Manche Menschen, die vor dem Kreuz sitzen, haben sogar die Empfindung, als würde Jesus sie liebevoll anschauen oder gar umarmen. In Kloster Arenberg ist Gott nicht über den Wolken. Er ist mitten unter uns.

Machen Sie es wie Oskar. Selbst wenn Sie an der Existenz Gottes zweifeln, können Sie beginnen, mit ihm ins Gespräch zu kommen, sei es in Form von Briefen oder von Angesicht zu Angesicht, indem Sie sich vor ein Kreuz setzen, das Sie anspricht. Sagen Sie Gott alles – was Sie an ihm ablehnen, was Sie glauben, woran Sie leiden und was Sie sich von ihm wünschen. Stellen Sie ihm Ihre Fragen. Und schließen Sie nicht sofort aus, dass vielleicht Antwort kommt, auf eine Weise, mit der Sie nicht gerechnet haben ...

Ein Blick nach Rom

Vielleicht muss es auch gar kein Gespräch sein. Als der französische Pfarrer von Ars (1786–1859) einmal einen Mann fragte, der stundenlang in der Kirche saß, was er denn tue, sagte dieser schlicht: «Ich schaue Gott an, und Gott schaut mich an.» Dieses einfache Schauen auf Gott ist leider oft verstellt durch die religiöse Erziehung. Da haben sich schlimme Gottesbilder eingeprägt – wenn etwa vom Auge Gottes gesprochen wird, das alles sieht und unbarmherzig kontrolliert, ob ich ja alles richtig mache. Von Generation zu Generation wurde Gott als strenger Vater oder als knauseriger Buchhalter vermittelt, vielleicht auch unseren Eltern. Gottes Liebe ist viel größer als die Liebe, die sie kannten oder die sie uns weitergeben konnten. So haben Erwachsene uns nur selten jene Bedingungslosigkeit und Güte vorgelebt, die aus der Liebe Gottes kommt. In Kloster Arenberg erfährt so manches Gottesbild eine positive Wendung, wenn Menschen zu spüren beginnen, dass es Gott nicht um sich selbst geht, sondern um mich. Dass ich ihm, so wie ich bin, nicht egal bin.

Welche Bilder haben Sie von Gott? Ist er ein strenger Richter? Ein kontrollierender Machthaber? Ein strafender Vater? Wenn Sie Ihren eigenen dunklen Gottesbildern ins Auge blicken möchten und Anregungen suchen, diese zu verarbeiten, möchte ich Ihnen das Buch *Gottesbilder. Wie sie krank machen – wie sie heilen* von Karl Frielingsdorf empfehlen.

Sicherlich blieben die Erwachsenen, die wir kannten, und selbst das Kirchenpersonal häufig hinter dem Liebesideal zurück, nach dem wir uns in unserem Herzen sehnen. Doch Gott abzulehnen, weil Menschen fehlbar waren und sind, das hieße, das Kind mit dem Bade auszuschütten! Und vergessen wir nicht, dass dunkle Bilder in uns selbst wirken: ein strenger Richter, der über Menschen und Situationen urteilt, oder der Machtmensch, der es gern sähe, wenn alles nach unserem Willen geschähe. Um wahre Liebe zu finden und zu empfinden, gibt es nur einen Weg: Wir müssen selbst beginnen zu lieben. Dann werden wir mit der Zeit all die Eigenschaften, die wir Gott zuschreiben – Gerechtigkeit und Güte, Weisheit und Kraft –, auch in uns selbst finden und kultivieren können.

Ich habe mich sehr gefreut, dass Papst Benedikt XVI. in seiner ersten Enzyklika *Deus caritas est* (Gott ist die Liebe) die Liebe zum Hauptthema machte und dafür auch so treffende Worte fand. Es geht ihm nicht um eine abstrakte, abgehobene Liebe, sondern um eine Liebe, die Leib und Seele umfasst. Dabei wird auch der Eros gewürdigt und in eine ganzheitliche Sicht von Liebe integriert. Es ist eine Liebe, die Geist und Seele zusammenfinden lässt und die ein «sehendes Herz» entwickelt. Das sehende Herz fragt nicht: Was will ich von der Liebe?, sondern es fragt: Was möchte die Liebe von mir? Ein solcher Blick weitet unser Herz für den Nächsten und für die ganze Welt. So empfiehlt Benedikt den Mitarbeitern in karitativen Organisationen neben einer professionellen Ausbildung auch die «Herzensbildung», den lebendigen Kontakt mit dem liebenden Gott, «sodass Nächstenliebe für sie nicht mehr ein von außen auferlegtes Gebot ist, sondern Folge ihres Glaubens, der in der Liebe wirksam wird».

Was verstehen Sie unter Liebe und Herzensbildung? Vielleicht haben Sie Lust bekommen, diese Enzyklika einmal im vollen Wortlaut zu lesen und sich mit anderen Menschen darüber auszutauschen.

Große und kleine Heilige

Die Liebe Gottes begegnet uns in unseren Mitmenschen. In besonderer Weise kommt sie uns in den Heiligen entgegen, die sich, wie es in der Enzyklika *Deus caritas est* heißt, «nicht selbst in den Mittelpunkt stellen, sondern Raum schaffen für Gott». Als exemplarisches Vorbild wird uns Maria, die Mutter Jesu, vor Augen gestellt, die sich «dem Wirken Gottes ganz zur Verfügung stellt». Was bedeutet das?

Im Katharinenhof, dem Innenhof von Kloster Arenberg, steht die Gruppe der «Wartenden». Es sind Keramikskulpturen, die in einem Kreis um den Brunnen herum angeordnet sind. Eine dieser Figuren zeigt Maria. Sie sitzt da mit geöffneten Händen, ganz hingegeben, sie tut nichts – und sie wird von Gott reich beschenkt. Die blaue Farbe, die sie bedeckt, empfinde ich wie einen nie enden wollenden Fluss des Lebens. Maria ist in Kontakt mit ihrer inneren Quelle. Und es kann auch etwas auf mich abfärben, in mir ins Fließen kommen, wenn ich mich diesem Vorbild überlasse. Etwa indem ich mich Maria gegenüber auf den kleinen Steinhocker setze, der in den Kreis der Wartenden eingebunden ist und mich dazu einlädt, einfach auf sie zu schauen und selbst ein Wartender, ein Beschenkter, ein Liebender zu werden.

Neben den großen Heiligen brauchen wir aber auch die kleinen Heiligen. Damit meine ich ganz normale Menschen, die ein wenig von Gottes Glanz und Liebe erhaschen und an andere weitergeben. Wie oft taucht in einer schwierigen Situation plötzlich so ein Mensch auf, der uns einen Lichtblick schenkt. In den Morgenimpulsen erzähle ich gern die «Geschichte vom kleinen Gottsucher». Sie handelt von einem Jungen, der unbedingt Gott treffen will. Der Weg scheint lang zu sein, deshalb nimmt er einige Cola-Dosen und Schokoladenriegel als Proviant auf die Reise mit. In einem Park angelangt, trifft er auf eine alte Frau, die Hunger hat. Er teilt sein Essen und seine Getränke mit ihr. Die beiden sitzen den ganzen Nachmittag lang auf der Parkbank, ohne ein Wort miteinander zu sprechen. Zum Abschied umarmt der Junge die Frau, sie schenkt ihm dafür ein strahlendes Lächeln. Zu Hause sieht die Mutter des Jungen die Freude auf seinem Gesicht und fragt ihn, was er denn heute Schönes gemacht habe. Er antwortet: «Ich habe mit Gott zu Mittag gegessen – und sie hat ein wundervolles Lächeln!» Auch die alte Frau wird daheim gefragt, warum sie so fröhlich aussehe. «Ich habe mit Gott zu Mittag gegessen», sagt sie, «und er ist viel jünger, als ich gedacht habe.»

Jeder kann ein kleiner Heiliger sein. Auch ich selbst. Das hat mich mein kleiner Sohn gelehrt. Eines Abends, als ich ihn ins Bett brachte und zum Abschluss mit dem Kreuzzeichen segnen wollte, sagte er: «Nein, nicht Gott.» Auch «Maria mit dem Kinde lieb» wurde abgelehnt. «Aber wer soll denn auf dich aufpassen?», fragte ich ihn. «Nur der liebe Papa!» Ja, dachte ich mir, Gott braucht wirklich gutes Bodenpersonal.

Mit der Zeitmaschine reisen

Gott ist wie eine unterirdische Quelle. Wir sehen sie nicht, aber wir wissen, dass sie die Erde ständig mit frischem Wasser speist. Gott ist verborgen da, und er scheint sich vor allem durch uns Menschen zu offenbaren. Er selbst ist nicht zu sehen, aber sein Licht erstrahlt in denen, die sich ganz auf ihn einlassen: in Maria, den vielen kleinen und großen Heiligen und in besonderer Weise in Jesus. Also gilt es, diesem Jesus näher zu kommen. Aber wie?

Als Kind sah ich einmal einen spannenden Film, der mich nachhaltig beschäftigte. Es ging darin um eine phantastische Maschine, mit der man in ferne Zeiten reisen konnte. Wenn ich diese Möglichkeit hätte, würde ich mich 2000 Jahre zurückversetzen lassen, und zwar nach Israel. Ich würde zu gern diesem Jesus, der mir aus der Bibel wohlvertraut ist, einmal leibhaftig begegnen. Ich wünschte, ich hätte erlebt, wie er zu den Menschen sprach und sie mit seinen Worten und Blicken heilte. Ich hätte seine heilende Präsenz erlebt, in seine liebevollen Augen geblickt, von ihm vieles gelernt. Da die Zeitmaschine aber nicht zur Verfügung steht, muss ich auf andere Möglichkeiten zurückgreifen. Zum Beispiel auf Filme. Aber ehrlich gesagt war ich bisher von nahezu allen Jesus-Filmen ziemlich enttäuscht. Am besten gefällt mir noch die Umsetzung in dem Klassiker *Ben Hur*, wo Jesus nie direkt gezeigt, seine enorme Ausstrahlung aber durch ein wunderbares Licht angedeutet wird.

Also: Statt mich auf Filme zu verlassen, greife ich deshalb lieber zur Bibel und benutze meine eigene Vorstellungskraft. Aufmerksam lese ich einen ausgewählten Bibeltext und lasse danach in mir den biblischen Schauplatz entstehen, bis ich mich wie jemand fühle, der wirklich dort ist, der sieht, hört, spürt, riecht und schmeckt, was sich vor 2000 Jahren ereignet hat.

Angenommen, Sie könnten sich in die Zeit Jesu zurückversetzen lassen, welche Szene aus seinem Leben würden Sie auswählen? Bei welcher Begebenheit wären Sie am liebsten dabei gewesen? Malen Sie sich die Situation vor Ihrem inneren Auge aus. Stellen Sie sich vor, wie Jesus ausgesehen hat, wie der Klang seiner Stimme war und wie die Atmosphäre um ihn herum sich anfühlte. Wie fühlen Sie sich dabei? Was erfahren Sie dort? Möchten Sie näher an ihn herangehen oder lieber in einem gewissen Abstand bleiben? Möchten Sie ihm etwas sagen oder eine Frage stellen?

Ich habe diese Methode durch den heiligen Ignatius von Loyola (1491–1556) kennengelernt. In seinem Exerzitienbuch empfiehlt er Gottsuchern, sich mit allen Sinnen mitten in eine Bibelstelle zu begeben. Ich werde vermutlich auch dabei kein getreues Geschichtsbild erlangen, aber ich komme in Berührung mit dem, was der biblische Text mir heute geben kann. Ich lasse das biblische Licht in die heutige Zeit, in meine je eigene Situation hineinscheinen. Man kann diese vorgestellten Bilder auch Gestalt annehmen lassen. Manche Gäste greifen gerne zu Papier und Pinsel, um dem, was sie sehen, ein Gesicht und Farbe zu verleihen. Andere nutzen das Angebot des Bibliodramas. Hier begibt man sich zusammen mit anderen leibhaftig in eine Bibelstelle hinein. Jeder übernimmt eine bestimmte Rolle, dann wird die Szene nachgespielt und vor allem nachempfunden. Diese ganzheitliche Begegnung mit biblischen Texten kann sehr intensiv und berührend sein, wenn man buchstäblich in die Haut eines anderen schlüpft, um einen Segen, eine Heilung oder ein Gespräch mit Leib und Seele zu erfahren.

Der klassische Weg, mit Jesus in Kontakt zu kommen, ist die Kommunion, die Begegnung in Brot und Wein. Viele Gäste besuchen in Kloster Arenberg die Eucharistiefeier, das Abendmahl, nicht nur am Sonntag. Mir selbst sind vor allem die Momente nach dem Kommunionempfang und am Ende des Gottesdienstes wichtig, wenn ich in Stille da sitze oder knie, um die Begegnung mit Jesus in mir nachwirken zu lassen. Ich wundere mich oft, dass nicht noch mehr Leute bleiben, um diese kostbare Stille zu nutzen. Aber warum sollte es in der Kirche anders zugehen als im Kino? Kaum ist ein Film zu Ende, stürmen die Besucher schon aus dem Saal. Ich bleibe dagegen gern noch auf meinem Platz, schaue mir den Abspann an und lasse dabei meine eigenen Bilder hochsteigen, spüre dem Gesehenen nach.

Das Nachwirkenlassen ist in unserer Gesellschaft kaum noch vorgesehen. Das wird vor allem im Fernsehprogramm spürbar. Immer häufiger wird bei TV-Filmen auf einen Nachspann verzichtet, man soll ja nicht den Einfall haben, umzuschalten, abzuschalten oder das Geschaute noch zu verarbeiten. Aber unsere Gefühle und Seelenregungen brauchen eine gewisse Zeit, um von uns verdaut zu werden. Es ist gut, sich diese Zeit zu nehmen.

Lassen Sie einmal einen Gottesdienst, ein Konzert oder einen Film bewusst auf sich wirken und bleiben Sie danach noch ein paar Minuten für sich. Dasselbe gilt für eine wichtige Begegnung oder ein Gespräch. Es ist gut, auch das zu verdauen, was man einander gesagt hat, aneinander wahrgenommen hat, denn gerade das geht oft über das hinaus, was Worte allein ausdrücken können.

Auf den Atem konzentrieren

Neben der Bibellektüre und neben der Eucharistie dürfte die fruchtbarste Form, um mit Jesus, mit Gott in Berührung zu kommen, das Gebet sein. So wie es mehrere Arten gibt, sich einem Bibeltext zu nähern, gibt es im Christentum auch verschiedene Wege des Betens: das stille Verweilen vor dem Kreuz oder vor einer Ikone, die Anbetung vor dem Allerheiligsten, das Rosenkranzgebet, das Psalmengebet, das freie Gebet im stillen Kämmerlein oder auch in einer Gebetsgruppe. Vielleicht sind Ihnen diese Formen fremd. Ein Weg, auf den sich auch viele Nichtchristen einlassen können, ist das einfache Atemgebet, zu dem ich in Kloster Arenberg im Rahmen der Meditation einlade. Auf diese Weise gehe ich mit Gästen täglich fünfzehn Minuten in die Stille. Diese Zeit scheint sich für viele Menschen, zumindest für den Anfang, bewährt zu haben.

Setzen Sie sich auf einen Stuhl oder Meditationshocker und stimmen Sie sich ein mit einer meditativen Musik oder mit einer kleinen Entspannungsübung. Sammeln Sie sich in Ihrem Leib, mit dem Sie aufrecht dasitzen. Gehen Sie mit Ihrer Aufmerksamkeit zu Ihrem Atem und atmen Sie ein paarmal tief aus und ein. Lassen Sie den Atem, die Stille tief in sich eindringen. Versuchen Sie, die Atembewegung zu spüren, im Brustbereich oder im Bauch. Immer wieder neu spüren Sie dorthin, auch wenn Sie abgelenkt werden durch die tausend Gedanken, die in Ihrem Kopf herumschwirren. Betrachten Sie die Gedanken, Bilder, Gefühle wie einen Wasserstrom, den Sie nicht festhalten, sondern weiterziehen lassen möchten. Auch die schönen Bilder und Ideen, die aus der Tiefe aufsteigen, lassen Sie wieder los. Öffnen Sie Ihr Herz und richten es auf die Begegnung mit Gott hin aus.

Die Erfahrung zeigt, dass aus der tiefsten Tiefe, von Gott her helle Lebensfreude, innerer Friede und eine große Liebe aufsteigen, die selbst die Feinde mit einschließen möchte. Der Zugang zu diesem Raum, zum Licht in unserem Seelengrund ist allerdings oft überlagert durch die dunkleren Schichten unseres Lebens, die wie Wolken den Himmel unseres Bewusstseins verdecken. So gehört zum meditativen Weg eine gewisse Leidensbereitschaft, nämlich auch unbequeme Wahrnehmungen auszuhalten. Es mag sein, dass in der Stille das auftaucht, was in meinem Leben schmerzhaft ist, denn die Stille ist wie ein innerer Spiegel, der unverstellt alles vor Augen führt, was in mir darauf wartet, angesehen zu werden.

Wenn Sie in der stillen Sammlung unangenehme Regungen wie Ärger, Ohnmacht, Leistungsdruck oder Angst verspüren, laden Sie das betreffende Gefühl ein, links oder rechts von Ihnen Platz zu nehmen. Schauen Sie es genau an und sagen Sie innerlich: Ich habe dich gesehen. Dann bitten Sie zum Beispiel den

Ärger, während der weiteren Meditation vor der Tür auf Sie zu warten. Sie können den Zorn auch in die Hände Gottes legen. Sie lassen ihn los und beschäftigen sich nicht weiter damit, sondern wenden sich wieder dem Atem zu.

Manchmal spüre ich, dass ein unangenehmes Gefühl nach der Meditation verändert zu mir zurückkommt oder sich sogar ganz aus dem Staub gemacht hat.

Wenn ich mich mit dem Atem bewusst verbunden habe und meine Gefühle loslassen kann, füge ich häufig noch ein Wort hinzu. Dieses Wort ist meistens ein Name aus der religiösen Tradition. Mir selbst ist besonders das sogenannte Herzens- oder Jesusgebet wichtig geworden. In diesem Gebet ist es der Name «Jesus», den ich mit dem Rhythmus des Atems verbinde. Es kann aber auch ein anderer Name sein: «Abba» (was Vater bedeutet), «Mein Herr und mein Gott» oder einfach «Du». Es können aber auch Worte sein, die meine tiefste Sehnsucht zum Ausdruck bringen: «Schalom», «Liebe», «Einssein». Manche finden spontan ihr eigenes Wort, andere greifen auf bewährte Formeln zurück. Etliche Gäste nehmen dieses Gebet, das sie in Arenberg vielleicht zum ersten Mal praktiziert und schätzen gelernt haben, mit in ihren Alltag.

Finden Sie behutsam zur inneren Stille, indem Sie sich entspannen, aufrecht dasitzen und ganz bei Ihrem Atem verweilen. Sagen Sie, sofern Sie allein sind, ein paarmal laut Ihr gewähltes Wort und sprechen Sie es dann nur noch mit einem inneren Klang. Sie können das Wort in das Ein- oder Ausatmen legen oder auch teilen: eine Silbe beim Einatmen («Eins-») und die andere beim Ausatmen sprechen («-Sein»). Versuchen Sie das Wort mehr zu hören als zu sprechen. Lauschen Sie auf den inneren Klang. Denken Sie nicht nach über die Bedeutung des Wortes, sondern lassen Sie es zusammen mit dem Atem und der Stille in Ihnen wirken – und zwar stets wieder neu, da die Gedanken uns oft genug aus der kostbaren Gegenwart reißen.

Unser Geist möchte immer etwas Neues, auch immer wieder neue religiöse Kost. Das Herz scheint sich aber nach etwas anderem zu sehnen. Es erkennt, dass gerade in der meditativen Wiederholung ein großer Schatz liegt. Es sehnt sich nach einer Versenkung, die so schlicht und nahrhaft ist wie Brot oder Milch und innerlich ganz satt macht. Ein Kunstmaler, der in einer schwierigen Lebenskrise zum Herzensgebet gefunden hatte, zeigte einem Vertrauten einmal ein ganz in Stoff eingehülltes Bild, sein Heiligtum: einen Menschen mit einer goldenen Sonne ums Herz und einer lichten Aura um den ganzen Körper. «Darauf kommt's an, so müssen wir werden», kommentierte er, «alles andere ist nicht wichtig. Und das Herzensgebet hilft uns dazu, mehr als alles andere.»

Einfach schlendern oder tanzen

Nur wenige Menschen sind geborene Meditationskünstler. In unserer hektischen, ruhelosen Zeit ist dieses stille Sitzen und stetige Wiederholen der Worte nicht so einfach auszuhalten.

Der bekannte Liedermacher Konstantin Wecker hat diese Kunst unfreiwillig erlernt. Er hatte vor einigen Jahren eine schwere Krise, nahm Drogen und kam schließlich ins Gefängnis. In seiner Zelle entdeckte er die Kraft der Meditation und des Betens. Diese starke Erfahrung spürt man auch in seinen neuen Kompositionen, etwa in dem Lied «Schlendern»:

Einfach wieder schlendern,
über Wolken gehen
und im totgesagten Park
am Flussufer stehn

...

Und die Stille senkt sich
leis' in dein Gemüt.
Und das Leben lenkt sich
wie von selbst und blüht.

Für viele beginnt die spirituelle Reise nicht mit dem Sitzen, sondern mit dem Gehen. Damit meine ich nicht nur Pilgerreisen und Prozessionen, sondern auch das schlichte, aufmerksame Gehen im Alltag. Dieses einfache Schlendern und Schauen in der Natur lässt mich zur Ruhe und zu meiner Mitte finden und aus meiner Mitte heraus zum Heiligen, zum Numinosen. Das lateinische Wort *numinos* ist verwandt mit «nicken». Wer sich sammelt und aus der Mitte schauen kann, gewahrt vielleicht, dass allem und jedem eine göttliche Realität innewohnt, die uns gelegentlich zunickt. So heißt es bei Wecker weiter:

Und die Bäume nicken
dir vertraulich zu.
Und in ihren Blicken
find'st du deine Ruh.

Verlangsamen Sie hin und wieder Ihr Schritttempo und nehmen Sie sich Zeit, müßig zu schlendern. Statt zu beobachten und über das Gesehene nachzudenken, bleiben Sie einfach beim Schauen. Lernen Sie, Gottes Präsenz selbst in den kleinsten Dingen, die Sie umgeben, zu entdecken. In allem glüht ein Funke von Schönheit und Perfektion. Jede Schneeflocke ist vollkommen, jeder Wassertropfen und jede kleine Blume am Wegesrand.

Oder fangen Sie an zu tanzen. Nehmen Sie sich ein Beispiel an biblischen Vorbildern wie David oder Miriam, die vor

Freude über ihr Leben und ihren Gott hüpften und sprangen. Dieser Lebenstanz ist uns im Christentum abhanden gekommen, und wir fühlen uns häufig gehemmt, unsere Gefühle in Bewegung auszudrücken. Ich selbst wurde dafür gewonnen und bezaubert, als ich auf der griechischen Insel Korfu einem Dorffest beiwohnte. Zu meinem Erstaunen führten dort alte Männer die wildesten Figuren auf, die die reinste Lebenslust ausdrückten. Es waren keine Profitänzer, sondern ganz normale Dorfbewohner. Ja, dieses lebensfrohe Männerbild möchte ich mir bis ins Alter hinein bewahren und selbst mehr und mehr ein Tanzender werden. Ach, würden doch auf den Festen und ebenso in der Kirche mehr Männer tanzen, dann hätten es auch Menschen wie Nietzsche leichter, an Gott zu glauben! In der Männerarbeit, heißt es, könnte man alles machen, nur nicht tanzen. Auch in Kloster Arenberg suchen die Männer oft das Weite, wenn ich etwa nach einem Morgenimpuls zu einem meditativen Tanz einlade. Männer, lasst euch mal auf ein tänzerisches Abenteuer ein! Die Frauen würde es freuen.

Rückzugsorte im Alltag

Wie immer Ihre spirituelle Praxis ausschaut, sie wird nur gedeihen, wenn sie bewusst gepflegt wird. Wenn ich mir einen heiligen Ort und eine heilige Zeit schaffe. Zwar ist letztlich jeder Raum und jede Zeit heilig. Man kann Gott mitten im Alltag entdecken, sei es auf dem Bahnhof oder beim Kochen. Dennoch brauchen wir Zeiten und Orte der Stille und der Abgeschiedenheit, die uns darin unterstützen, in uns selbst hineinzuschauen, ohne von äußeren Reizen zu sehr abgelenkt zu werden.

Ich liebe die Stellen in der Bibel, in denen es heißt, dass Jesus sich von allen und allem in die Stille – meist auf einen Berg – zurückzog und dort stundenlang mit sich und Gott allein war. Leider wurde nicht überliefert, wie sein Gebet aussah. Aber ich sehe ihn innerlich vor mir, wie er in der Abgeschiedenheit intensiv den Kontakt zum göttlichen Grund, zum göttlichen Du gesucht hat. Und wie er dann wieder zu den Menschen zurückkam – leuchtender und kraftvoller als zuvor.

Viele Gäste besuchen gerade deshalb unser Kloster, weil es für sie ein guter Rückzugsort ist. «Ich hätte gern zu Hause so einen schönen Ort der Stille wie die wunderbare Kapelle im Kloster», schrieb eine Frau in unser Gästebuch, «wo man ganz allein mit Gott sein kann. Ich empfehle den wiederholten Rückzug ins Kloster, die Klosteratmosphäre ist im Alltag nicht herzustellen.» Andere Gäste werden auch in ihrem Umfeld fündig, finden eine schöne Kirche im Stadtviertel oder andere Menschen, mit denen sie regelmäßig meditieren.

Auf die Frage, was man von dem hier Erlebten mit in den Alltag nehmen möchte, antwortete ein Gast: «In mir Raum schaffen für mehr innere Ruhe, für Helligkeit, Freundlichkeit und heilendes Zugehen auf den Allernächsten. Auch im wörtlichen Sinn möchte ich die Räume bei mir zu Hause freundlich, hell, anregend, harmonisch gestalten – und mir wenigstens einen Teil eines Raumes als Rückzugsort schaffen.» Ich kenne sogar Gäste, denen das Gebet so wichtig geworden ist, dass sie – selbst in einer Zweizimmerwohnung – einen ganzen Raum der Stille und Meditation vorbehalten.

Habe ich selbst einen guten Rückzugsort? Fühle ich mich wohl in den Räumen, in denen ich arbeite und lebe? Gestalten Sie für sich eine kleine Nische, die Sie dem widmen, was Ihnen heilig ist. Dort kann eine Kerze auf einem schönen Tuch stehen, ein Räucherstäbchen, das Bild eines Heiligen oder eines wichtigen Menschen. Dort kann ebenso ein Stein liegen, den Sie beim Spaziergang gefunden haben, oder ein Andenken, das Ihnen am

Herzen liegt. Es ist auch schön, wenn in einer Vase eine frische Blume steht. An diesem Ort können Sie sich immer wieder sammeln, atmen, meditieren und beten.

Spiritualität braucht einen guten Raum und eine gewisse Zeit. Allerdings bietet unser hektischer Alltag kaum Platz dafür. Wir werden vielleicht nie die Zeit dafür haben, wenn wir sie uns nicht nehmen. Wir müssen uns entscheiden, dass wir Innerlichkeit zu einer Priorität in unserem Leben machen wollen. Manchmal ist zwar der gute Vorsatz da, allein man gibt nach ersten Versuchen schnell wieder auf, weil man sich selbst überfordert. Statt eine halbe oder viertel Stunde täglich zu meditieren, sollte man vielleicht erst mal mit fünf Minuten beginnen, sozusagen als Anfangsdosis. Es hat sich bewährt, täglich zur gleichen Zeit zu meditieren, am besten am frühen Morgen. Bevor die Familie erwacht und der Alltag beginnt, zieht man sich zum Gebet zurück.

Die kanadische Schriftstellerin Oriah Mountain Dreamer beschreibt in ihrem Buch *Die Einladung*, wie ihr Gebetsleben sich nach und nach entwickelte. Am Anfang sprach sie jeden Morgen ein kurzes Gebet, um den Tag zu begrüßen. Später fügte sie abends ein kleines Ritual mit ihren Söhnen hinzu – dabei dankten sie sich gegenseitig für etwas, was sie im Laufe des Tages füreinander getan hatten, erbaten Segen für alle, die sie liebten, und sprachen Bitten für jene aus, die Hilfe benötigten. Mit der Zeit entwickelte sich auf diese Weise ein tägliches einstündiges Meditations- und Gebetsritual. Dazu schreibt sie: «Fast immer melden sich in mir irgendwelche Widerstände – eine Stimme in mir meint, ich sei zu müde, zu beschäftigt oder zu krank dazu, oder auch zu gesund, dass ich es gar nicht nötig hätte. Ich lasse mich trotzdem nicht davon abhalten.»

Vielleicht mögen auch Sie mit einem kurzen Gebet in den Tag starten. Falls Sie es nicht gewohnt sind zu beten, können Sie sich sammeln und einfach frei heraussprechen, was Sie sich für diesen Tag wünschen, worum Sie bitten möchten für Ihre Liebsten, auch was Sie sich von denen erhoffen, mit denen Sie im Alltag Schwierigkeiten haben, und wie Sie ihnen gern begegnen wollen. Falls Sie auf ein vorformuliertes Gebet zurückgreifen möchten, könnte ich Ihnen zum Beispiel dieses Segensgebet der evangelischen Theologin Brigitte Enzner-Probst empfehlen:

Bevor ich meine Arbeit beginne
wendet sich mein Herz
dir zu

Für einen Augenblick
verweile ich
schaue dich an
mit den Augen meines Herzens
und lasse mich anschauen
Verweile

Da bin ich
Da ist Lieben und Geliebtwerden
Da ist tiefe Verbundenheit
Da ist Freude

Diesen Tag
will ich mit Dir
leben
im Segen

Wer längere Erfahrung auf dem Gebetsweg oder in der Meditation gesammelt hat, der nimmt die Verinnerlichung immer natürlicher mit in den Alltag hinein. Auf meinem Schreibtisch steht ein Spruch von der heiligen Teresa von Avila, einer spanischen Mystikerin. Sie sagte: «Bevor du von einer Arbeit zu einer anderen übergehst, dich in Bewegung setzt, um den Ort zu wechseln, richte für einen kurzen Augenblick deine Aufmerksamkeit auf den Schöpfer.» Ich halte das für einen hervorragenden Rat.

Nutzen Sie die Leerlaufzeiten Ihres Alltags für ein kurzes Innehalten oder Beten. Besonders gut sind Wartezeiten geeignet, an der Supermarktkasse oder vor dem Kino. Anstatt sich über die Verzögerung im Stau zu ärgern, können Sie sich währenddessen auf den Atem konzentrieren. Aufräumen, Unkraut jäten oder Kartoffelschälen kann Meditation werden, wenn Sie die Hände einfach machen lassen und sich gleichzeitig verinnerlichen. Das Herzensgebet kommt dann manchmal von ganz allein.

Rückschau halten

Um Gott und sich selbst nicht aus den Augen zu verlieren – bei all den Aufgaben und Verlockungen, die der Alltag mit sich bringt –, kann es gut sein, hin und wieder anzuhalten und zurückzuschauen. Aber ist das christlich? Heißt es in der Bibel doch, dass man nicht zurückblicken soll, wenn man die Hand an den Pflug gelegt hat. Es stimmt – das Christentum hat eine Tendenz nach vorne. «Die Liebe Christi drängt uns», schreibt der heilige Paulus.

Die Geschichte des Christentums ist die einer enormen Aktivität. Bisweilen wäre es aber besser gewesen, aus dem Strom der Aktivität auszusteigen und das eigene Tun kritisch zu reflektieren. Das Bild vom Pflug spricht nicht gegen eine Selbstreflexion, es will uns nur davor bewahren, im Rückblick zu verharren, zu erstarren. Wer im Rückblick, also an der Vergangenheit haftet, ist nicht frei für die Gegenwart, und auf die kommt es an.

Ich selbst tendiere eher dazu, in der Zukunft zu leben. Ich halte immer wieder Ausschau nach neuen Ideen, neuen Projekten. Das Neue hält mich frisch und lebendig. Ich mag keine abgestandene Kost, auch keine spirituellen Konserven. So bin ich ständig auf der Suche nach neuen Methoden, neuen Tänzen, Texten, Filmen. Gerade ich brauche deshalb die Gegenbewegung, das Anhalten und das Zurückblicken. Als besonders geeignet dafür haben sich für mich das Bett und die Eisenbahn erwiesen. So habe ich mir angewöhnt, vor dem Einschlafen noch einmal den vergangenen Tag Revue passieren zu lassen, und auf Zugfahrten lese ich oft in meinem Tagebuch, in dem ich wichtige Erfahrungen und Erkenntnisse festgehalten habe. Am Jahresende nehme ich mir die Zeit, um das Wichtigste, das ich ins kommende Jahr mit hineinnehmen möchte, auf wenigen Seiten zusammenzufassen.

Entwickeln Sie für sich selbst ein persönliches Ritual des Jahresrückblicks. Ein schönes inneres Bild dafür ist der Berg. Stellen Sie sich vor, Sie haben im vergangenen Jahr ein Massiv erstiegen. Nun stehen Sie auf dem Hochplateau und haben einen weiten Blick in alle Himmelsrichtungen. Drehen Sie sich zurück und schauen Sie auf den Weg, der hinter Ihnen liegt. Welche Landschaften haben Sie durchwandert? Welche wichtigen Stationen liegen da unter Ihnen – auch welche Hindernisse, Abgründe und welche Brücken führten vielleicht darüber? In welchen Farben sehen Sie das Zurückliegende? Und welche Gesamtstimmung können Sie wahrnehmen? Lassen Sie das innere Bild auf sich wirken – Ihr Jahresbild.

Nun wenden Sie sich um und schauen nach vorn. Was liegt vor Ihnen? Können Sie Wege sehen, die sich fortsetzen? Liegen manche Bereiche vielleicht noch im Nebel – oder reicht der Blick bis zum Horizont? Mit welchem Gefühl brechen Sie auf in das neue Jahr, und welche Wegzehrung und Unterstützung brauchen Sie dafür, welche inneren Ressourcen werden Ihnen gute Wegbegleiter sein? Halten Sie Ihr Resümee schriftlich fest und formulieren Sie Ihre wichtigsten Vorsätze für das Kommende.

Eine besondere Form des Rückblicks ist die Beichte. Dieses Sakrament, diese Begegnungsmöglichkeit mit Gottes Liebe, ist in unserer Zeit, zumindest in unseren Landen, etwas aus der Mode geraten. Offenbar haben viele Menschen damit früher schlechte Erfahrungen gemacht, zumal wenn sie dazu mehr oder weniger gezwungen wurden oder das Gefühl hatten, beurteilt und gerichtet zu werden. Ich kenne aber auch viele Menschen, die sehr gute Erfahrungen mit einem Beichtgespräch machten. Erst kürzlich las ich folgenden Bericht einer jüngeren Frau: «Als ich den Beichtstuhl verließ, war ich von einer ganz tiefen und zugleich überschäumenden Freude erfüllt! Mir war so leicht zumute, dass ich hüpfen, tanzen oder singen hätte können. Ich weinte, doch jetzt vor Erleichterung und Freude. Und unauslöschlich haben sich in meinem Herzen die Worte eingeprägt: ‹Gott freut sich sehr, dass ich zu ihm gekommen bin.›» Die letzten Worte hatte ihr der Beichtvater gesagt, als sie unter Tränen ihr Bekenntnis abgelegt hatte. Dass die Beichte kein katholisches Sonderprodukt ist, durfte ich in Kloster Arenberg erfahren, als mich einmal eine protestantische Frau um ein Beichtgespräch bat. In ihrer Gemeinschaft sei es üblich, im Beisein eines «Bruders» oder einer «Schwester» vor Gott Rechenschaft abzulegen und dabei füreinander zu beten.

Falls die Möglichkeit der Beichte für Sie noch weit entfernt ist, kann es trotzdem heilsam sein, einmal sein Herz auszuschütten. Vielleicht kennen Sie einen Menschen, dem Sie all das anvertrauen können, was Sie belastet, was ungeklärt und unausgesprochen in Ihrem Inneren nagt. Es tut gut, zu bekennen, wofür man sich schuldig fühlt, wo man offene Rechnungen hat, wo Dinge bis jetzt unerledigt geblieben sind. Wenn Sie einen solchen Menschen nicht in Ihrer Umgebung finden, können Sie Ihr Bekenntnis auch im stillen Kämmerlein vor sich selbst und vor einer gütigen Macht ablegen. Es ist erleichternd, bestimmte Begebenheiten laut auszusprechen, es nimmt uns die Last von der Seele und schenkt inneren Frieden.

Eine für manche Menschen vermutlich ebenso ungewöhnliche Rückschau ist der Blick vom Standpunkt der eigenen Todesstunde. «Eigentlich sollte jeder einmal im Sterben gelegen haben», sagte der amerikanische Astronom Carl Sagan, nachdem er eine lebensbedrohliche Krankheit überstanden hatte. «Man bekommt einen viel klareren Blick für all das, was wichtig ist und was nicht und was das Leben wertvoll und schön macht.» Manche sind durch Krankheit oder Unfall dazu gezwungen, dem Tod in die Augen zu blicken und von dort aus auf ihr Leben zurückzuschauen. Andere tun dies freiwillig, etwa indem sie sich innerlich vorstellen, nur noch kurz zu leben. Der Benediktinerpater Anselm Grün hat dies für sich getan und seine eigenen Erlebnisse in dem Buch *Wenn ich nur noch einen Tag zu leben hätte* aufgeschrieben. Eine zentrale Erkenntnis war für ihn, dass er in großer Klarheit sehen konnte, worin in seinem Leben die Hauptaufgabe besteht: mit großer Achtsamkeit die Augenblicke eines Tages zu leben und dabei immer durchlässiger zu werden für die Liebe Gottes.

Stellen Sie sich Ihre letzte Stunde vor. Es gibt nichts mehr zu tun für Sie, alles ist Ihnen aus den Händen genommen. Blicken Sie jetzt auf Ihr Leben zurück. Sind Sie dem gefolgt, was wichtig für Sie war, oder gibt es Dinge, die Sie versäumt haben? Waren Sie glücklich, und schauen Sie mit Zufriedenheit zurück, oder hätten Sie gern noch etwas Bestimmtes getan, gefühlt, gelebt? Haben Sie geleuchtet? Warten Sie mit diesem Rückblick nicht bis zu Ihrer Todesstunde. Blicken Sie schon jetzt auf das Bisherige, um noch deutlicher für sich zu sehen, was im Leben wirklich zählt.

Ein Gast, der seinen Aufenthalt in Kloster Arenberg offenbar zu einem gründlichen Lebensrückblick nutzte, hinterließ uns im Gästebuch folgende Zeilen:

Revision de vie
Ich habe so viele glückliche Gesichter gesehen.
Dieser Ort der Sinnlichkeit.
Erfüllt von Deinem Geist.
Wie eine wahre Quelle, Impulse, frisch und klar.
Heilig diese Lebensfreude.
Gemeinschaft, Mensch sein, ich spüre lebendiges Evangelium.
Leib und Seele, zusammengekommen.
Verbunden, berührt.
Gott, Du sichere, verlässliche Größe.
Revision de vie.
Hab ich den Mut für Umkehr und Buße?

Auf andere schauen

Wenn du die Wüste liebst, vergiss nicht, dass Gott die Menschen lieber sind. Madeleine Delbrêl

Wer in Gott eintaucht, heißt es in einem Sprichwort, taucht bei den Menschen wieder auf. Die spirituelle Suche endet meist nicht im Kloster oder in der Wüste, sondern führt uns in den Alltag zurück. Wahre Gottsucher zeigen sich gerade darin, dass sie Gott nicht nur in der Abgeschiedenheit, sondern auch in ihrer gewohnten Umgebung, unter den Menschen, mitten im Alltag finden.

Dies kommt pointiert in einer Geschichte aus dem Buch *Das Tor des Erwachens* zum Ausdruck, die ich dem amerikanischen Meditationslehrer Jack Kornfield verdanke. Sie handelt von einem Schüler, der mit seinem Meister vereinbart, ihm monatlich über seinen spirituellen Fortschritt zu berichten. Im ersten Monat schreibt er dem Meister: «Ich bin durch eine Bewusstseinserweiterung mit dem Universum eins geworden.» Der Meister überfliegt den Brief und wirft ihn weg. Einen Monat später weiß der Schüler zu berichten: «Ich habe endlich erkannt, dass das Göttliche in allen Dingen gegenwärtig ist.» Der Meister wirkt enttäuscht. In seinem dritten Brief erklärt der Schüler begeistert: «Mir wurde in der Kontemplation das Geheimnis des Einen und Vielen offenbar.» Der Meister gähnt. Der nächste Brief lautet: «Geburt, Leben und Tod existieren nicht, denn es gibt kein Ich.» Der Meister schlägt verzweifelt die Hände über dem Kopf zusammen. Darauf vergeht ein weiterer Monat, dann werden es zwei, fünf Monate und schließlich ein ganzes Jahr. Der Meister findet es an der Zeit, seinen Schüler an die Pflicht seiner Berichterstattung zu erinnern. Der Schüler schreibt ihm zurück: «Ich lebe einfach mein Leben. Wozu noch die spirituelle Praxis?» Als der Meister das liest, ruft er aus: «Gott sei Dank hat er es endlich begriffen.»

Ich finde diese humorvolle Parabel herrlich. Sie gibt der spirituellen Praxis eine gewisse Leichtigkeit und verweist auf das Wesentliche. Das Ziel ist nicht der Rückzug von der

Welt, sondern die Teilnahme am Leben. Wenn Jesus sagt: «An den Früchten sollt ihr sie erkennen», meint er damit, dass die Qualität der Gottesbeziehung, dass wirkliche Liebe vor allem darin zu sehen ist, wie wir mit unseren Mitmenschen umgehen. Der liebevoll gelebte Alltag ist das Ziel und die Nagelprobe jeglicher Spiritualität. Diese Alltags- und Nächstenliebe stärkt wiederum meine Gottesbeziehung und kommt letztlich auch mir selbst zugute. «Das erwachte Herz dient», sagt Jack Kornfield in seinem Buch. «Aber wem dienen wir? Uns selbst.»

Das ist die Paradoxie und Wechselwirkung des Liebesweges: Auf dem scheinbaren Umweg über Gott und den Nächsten gelangen wir zu uns selbst. Und wenn wir gut für uns sorgen, wenn wir uns abgrenzen, wo es notwendig ist, können wir ebendiese Grenzen in gesunder Weise immer wieder neu überschreiten und vielleicht sogar bis zum Feind hin erweitern. Wer in Gott seine Heimat gefunden hat, dessen Seele kehrt heim. «Wir sind zu Hause», so Jack Kornfield, «und zu Hause kehren wir den Boden, kochen nahrhafte Mahlzeiten und widmen uns unseren Gästen.»

Unaufdringliche Herzlichkeit

Wenn wir unsere Gäste in Kloster Arenberg danach fragen, was ihnen in unserem Haus besonders gutgetan hat, werden neben der Ruhe und Stille vor allem die Freundlichkeit, die wohltuende Ausstrahlung der Schwestern und der Mitarbeiter und auch die intensiven Begegnungen mit anderen Gästen genannt. Herzoffenheit scheint das Beste zu sein, was wir unseren Gästen geben können. Das lesen wir immer wieder in Briefen und E-Mails, in den Fragebögen und in unserem Gästebuch, wo man zum Beispiel folgenden Eintrag findet:

Ich kam (mit Skepsis)
Ich sah (mit Erstaunen und Freude)
Sie – die Schwestern und auch die Mitarbeiterinnen – siegten
mit ihrer unaufdringlichen Herzlichkeit.

Was bedeutet Herzlichkeit? Und wann wird sie als unaufdringlich empfunden? Eine herzliche Grundhaltung bedeutet nicht, dass ich mit einem Dauergrinsen durch die Gegend laufe, sondern zunächst nur, dass ich offen und ansprechbar bin. Die Menschen merken sehr schnell, ob meine Freundlichkeit ehrlich oder ob sie gewollt oder gar gekünstelt ist. Und «unaufdringlich» meint, dass ich bei aller Zugewandtheit meine eignen Grenzen und auch die der anderen respektiere. Das Wort «respektieren» hat seinen Ursprung im lateinischen *respicere*, was man mit «genau hinschauen» übersetzen kann. Es ist wichtig, dass ich genau hinsehe, was der andere wirklich braucht und was ich ihm tatsächlich geben kann.

Das lehrt mich auch die wohl bekannteste Geschichte der christlichen Nächstenliebe, die Erzählung vom barmherzigen Samariter: Dieser sah die Not eines von Räubern zusammengeschlagenen und halb tot daliegenden Mannes. Er versorgte seine Wunden, so gut er konnte, und brachte ihn in die nächste Herberge. Dem Wirt hinterließ er Geld für die weitere Pflege und zog seines Weges. Das heißt für mich: Ich muss nicht alles machen, ich muss mir nicht alles aufladen, ich muss nicht rund um die Uhr für andere da sein. Aber das, was mir möglich ist, gebe ich mit ganzem Herzen. Ich lasse mir meinen Einsatz nicht nur Geld und Zeit kosten, sondern schenke auch mein Herz. Im Gleichnis vom barmherzigen Samariter wird als Grund für sein Handeln genannt: «Er wurde von Mitleid bewegt.» Er öffnete sein Herz, ohne die Not des anderen abzuwehren, und ließ sich davon berühren. Vielleicht bekommen wir in der heutigen Zeit zu viele Botschaften der Not und wollen unser Herz davor schützen. Deshalb schauen wir dem Bettler auf der Straße nicht in die Augen.

Wenn Sie das nächste Mal jemandem helfen möchten oder einem Leidenden zuhören, sehen Sie ihm in die Augen und öffnen Sie Ihr Herz, um genauer hinzublicken. Wenn Sie durch die Oberfläche einer abgerissenen oder armseligen Erscheinung hindurchschauen, dann entdecken Sie ein Gefühl für die eigene Menschenwürde und auch die Würde des anderen. Lassen Sie sich ohne innere Abwehr davon berühren, dass Sie mit allen Menschen verwandt sind.

Unaufdringlichkeit kann auch bedeuten, dass ich den anderen ganz in Ruhe lasse. Ich erkenne, wenn jemand für sich sein möchte. In Begleitgesprächen sage ich nicht immer alles, was ich sehe und spüre, oder ich sage es so, dass der andere es annehmen kann und zugleich die Freiheit hat, meine Sichtweise und mein Beziehungsangebot auch abzulehnen. Manche Gäste leiden gerade daran, dass ihre Bezugspersonen – oft die Eltern oder der Partner – stets genau zu wissen meinen, was gut für sie ist, und es ihnen auch ständig wieder vorbeten, obwohl sie es nicht wollen. Da tut es gut, im Kloster schwesterlichen und brüderlichen Menschen zu begegnen, die durch ihre unaufdringliche Präsenz dazu verhelfen, mehr bei sich selbst zu bleiben und einfach so sein zu können, wie man ist.

Wenn jemand Ihnen sein Problem schildert oder Sie um Rat fragt, üben Sie unaufdringliche Herzlichkeit. Anstatt sofort in die eigene Lösungskiste zu greifen und Altbewährtes hervorzuzaubern, versuchen Sie genauer zu erspüren, was dieser Mensch wirklich braucht. Stellen Sie ihm Fragen und hören Sie gut zu, anstatt Vorschläge zu unterbreiten. Vertrauen Sie darauf, dass die Antwort auf das Problem im Gegenüber schon angelegt ist – vielleicht können Sie ihm dabei helfen, seine eigene Antwort zu finden.

Blicke der Liebe

Herzlichkeit muss nicht mit großen Taten verbunden sein. Von Herzen ausgehende Liebe zeigt sich gerade in den kleinen Zeichen zwischendurch. Es sind die liebevollen Gesten und Blicke, nach denen sich die Menschen sehnen. Blicke können bekanntlich töten oder auch neues Leben erwecken. Die meisten von uns haben gelernt, einem anderen nicht zu direkt in die Augen zu schauen – es könnte aufdringlich sein oder von uns selbst zu viel preisgeben. Was mich an guten spirituellen oder therapeutischen Begleitern am meisten fasziniert, sind ihre Augen, ist ihre Fähigkeit, dem Blick des Gegenübers liebevoll standzuhalten und dadurch heilsam präsent zu sein. Diese Fähigkeit muss wohl auch Frère Roger, der ermordete Gründer der ökumenischen Gemeinschaft im französischen Taizé, gehabt haben. Menschen berichten, dass es ausreichte, ihm in die Augen zu schauen, um tief berührt zu werden. Bei einem solchen Segen ohne Worte fällt im Herzen oft eine Zentnerlast ab.

Dieser liebevolle Blick ohne Worte begegnet mir hin und wieder auch in guten Kinofilmen, zum Beispiel in dem Tom-Tykwer-Film *Heaven*. Darin verliebt sich ein Sicherheitsbeamter (Giovanni Ribisi) in eine Frau (Cate Blanchett), die versehentlich unschuldige Menschen getötet hatte, und verhilft ihr zu einer riskanten Flucht aus dem Untersuchungsgefängnis. Die beiden legen eine falsche Fährte und verstecken sich zunächst im Speicher des Gefängnisses, wo sie niemand vermutet. Dort sind sie ganz allein. Er könnte nun in der

Nacht die Situation ausnutzen und mir ihr schlafen. Aber er schaut sie nur an. Er schaut sie intensiv und lange an, während sie schlummert und auch, als sie am Morgen eine Dusche nimmt. Man hat den Eindruck, dass dieses nicht besitzergreifende Schauen die Liebe der beiden noch intensiver, geradezu himmlisch werden lässt.

Absichtslose, uneigennützige Liebe – ist das überhaupt möglich? Wo erfahren wir diese, und glückt sie uns wenigstens ansatzweise? Ein gutes Übungsfeld ist gerade der Mensch, mit dem wir Schwierigkeiten haben – unser Blick auf solche Menschen ist meistens durch unser Urteil, unsere innere Abwehr verstellt. Können Sie einen solchen Menschen einmal ohne Urteil anschauen? Es hilft vielleicht, wenn Sie sich dabei innerlich sagen: Selbst wenn es mir von außen nicht so erscheint, dieser Mensch hat ebenso wie ich den tiefen Wunsch, glücklich zu sein und in Liebe zu leben.

Schon als junger Student hat sich mir ein afrikanisches Grußwort eingeprägt. Dieser Gruß der Zulus heißt «Sawubona» und bedeutete ursprünglich «Wir sehen dich». Auch wenn der Gruß heute wenig mehr als «hallo» bedeutet, habe ich ihn mir zu eigen gemacht. Ich nehme mir gelegentlich vor, die Menschen, die mir heute begegnen, bewusster als sonst zu sehen. Die Frau an der Kasse im Supermarkt, der Müllmann auf der Straße, die Reinigungsfrau im Hausflur – es ist nicht schwer, all diesen Menschen in die Augen zu schauen und freundlich mit ihnen zu sprechen.

Versuchen Sie, die verschiedenen Menschen, die Ihnen heute oder morgen über den Weg laufen, mit den Augen zu grüßen und ihnen mit oder ohne Worte einen guten Tag zu wünschen.

Ehe-TÜV

Der Blick der Liebe gebührt vor allem denjenigen, mit denen ich in besonderer Weise verbunden bin, allen voran meiner Partnerin, meinem Partner. In der Phase der Verliebtheit fällt dieser Blick leicht, kann man sich gar nicht genug in die Augen schauen, dauert es oft eine qualvolle Ewigkeit, bis wir den Geliebten endlich wiedersehen. Irgendwann aber setzt bei den meisten Paaren ein gewisser Gewöhnungseffekt ein; man schaut sich nicht mehr so oft und genau an, weil man sich in der Zwischenzeit viele Bilder vom anderen gemacht hat – bis man sich vielleicht eines Tages ganz aus den Augen verliert.

Leider lernen wir in der Schule nicht, wie man es schafft, sich zeitlebens im Blick zu behalten. Wir lernen in der Regel nicht, wie Liebe auf Dauer gelingen kann, wie wir unsere Partnerschaften und Ehen hegen und pflegen können. Glücklich verheiratete Langzeitpaare bekommen wir immer weniger zu sehen – in der Werbung, im Fernsehen und auch in der Realität. Es ist schade, aber auch von den christlichen Kirchen kommen zu wenige Impulse und Hilfestellungen hinsichtlich einer gelingenden Partnerschaft. Zwar haben die Kirchen in den vergangenen Jahrzehnten einiges auf die Beine gestellt: die Einrichtung von Eheberatungsstellen, Ehevorbereitungskurse und Kommunikationstrainings. Aber ich habe noch selten eine gute Predigt zum Thema Partnerschaft und Ehe gehört. Wenn die Kirche die Ehe als etwas Heiliges hochhält, müsste sie noch wesentlich mehr in die Ehepastoral investieren. Aber schieben wir die Verantwortung nicht auf andere ab. Nehmen wir das Heft in die eigenen Hände. Sorgen wir selbst dafür, dass unser Partner immer auf der Pole-Position unseres Herzens steht.

Ich sehe so manche Männer, die Samstag für Samstag hingebungsvoll ihr Auto pflegen. Viele Ehen würden vermutlich anders ausschauen, wenn die Allerliebste ebenso umsorgt würde. So selbstverständlich es ist, jedes Auto spätestens nach zwei Jahren einer gründlichen Untersuchung zu unterziehen und dem TÜV vorzuführen, so sollten wir uns angewöhnen, von Zeit zu Zeit unsere Ehe zu inspizieren. Manche führen diesen Ehe-TÜV in unserem Kloster durch, andere bevorzugen vielleicht ein Restaurant oder ein Wochenende am Meer – ein Ambiente, das für sie den richtigen Rahmen bietet, sich wieder einmal intensiver in die Augen zu schauen und zu sehen, wo der andere gerade innerlich steht, was ihn bewegt, besorgt und beschwingt. In einem solchen Rahmen kann man häufig Dinge sagen oder klären, die man im Alltagstrott nicht so leicht über die Lippen bringt.

Möchten Sie vielleicht diese Möglichkeit eines Ehe-TÜVs nutzen? Stellen Sie sich den Ort und die Situation vor, an dem dieser am besten gelingen würde.

Als wir im Kloster einmal einen Kurs für Paare angeboten hatten, bat ich alle Teilnehmer, sich Gedanken über die Liebe im Alltag zu machen. Jeder Anwesende bekam den Satz «Liebe im Alltag gedeiht, wenn ...» an die Hand und wurde gebeten, diesen zu vollenden. Dabei kamen viele Ideen heraus, zum Beispiel die folgende Aufzählung eines Mannes: «Eine gute Flasche Rotwein öffnen, dazu Käse, gute Musik hören, am Kachelofen in der Wärme sitzen, das Telefon ausstellen, die Kinder sind im Bett und schlafen, wir sind beide nicht übermüdet, niemand muss Kopfschmerzen haben – und dann mal sehen, wie der Abend sich entwickelt.»

Was bei den Paaren ebenfalls sehr gut ankam, war die Möglichkeit, dem Partner einen Brief zu schreiben, den Brief des anderen in Ruhe auf sich wirken zu lassen und danach – vielleicht erst am nächsten Tag – mit ihm darüber zu reden.

Ich sehe noch die vielen glücklichen Gesichter nach dieser «Übung» vor mir, wenngleich es für manche auch schmerzhaft war, dem aktuellen Stand der Partnerschaft offen ins Auge zu schauen.

Vielen Menschen fällt es leichter, sich im Brief als im direkten Gespräch auszudrücken. Besprechen Sie mit Ihrem Partner eine solche Möglichkeit und nutzen Sie das Medium des handgeschriebenen Briefes, das im Zeitalter der Computer und Handys leider immer mehr aus der Mode gerät.

Auch wenn die Psychologie erkannt hat, wie wichtig für eine gelingende Partnerschaft vor allem kommunikative Fähigkeiten sind, kommt es nicht nur auf das Gespräch, sondern ebenso auf das gemeinsame Tun an. Auf die Frage, was man aus einem Aufenthalt in Kloster Arenberg mit in den Alltag nehmen könnte, antwortete eine Frau: «Nach der positiven Wirkung einer Aromamassage sind mein Mann und ich dazu übergegangen, uns gegenseitig mit Aromaöl zu massieren.»

Welche Gemeinsamkeiten und Hobbys können Sie mit Ihrem Partner zu einem kleinen Projekt gestalten? Was möchten Sie beide vielleicht neu entdecken? Vielleicht zu zweit ein besonderes Essen zubereiten, gemeinsam ein Beet im Garten bepflanzen, sich einen guten Film oder ein spannendes Autorennen anschauen ... oder vielleicht auch Tandem fahren?

Tandem fahren

Gute Teams braucht es nicht nur in der Partnerschaft. Auch im Berufsleben ist es das A und O. Als wir, die leitenden Mitarbeiter in Kloster Arenberg, uns einmal die Frage stellten, was uns miteinander verbinden sollte und wie wir unsere Zusammenarbeit gestalten wollen, kam uns dabei das

Bild des Tandems in den Sinn. Es steht in unserem Kloster für die enge Gemeinschaft von Schwestern und Mitarbeitern und auch für das gemeinsame Unterwegssein mit den Gästen. Mal darf der eine vorne sitzen, mal der andere. Mal lenkt die Schwester, mal der Mitarbeiter, mal kommt der entscheidende Impuls von einem Gast, indem er etwa darauf hinweist, was wir in unserem Haus noch verbessern können. Die Gäste hatten jedenfalls viel Spaß bei unserem Tag der offenen Tür, an dem wir Tandemfahren angeboten haben. Auch meine Kollegin Schwester M. Scholastika, mit der ich – einem Tandem vergleichbar – den Bereich Seelsorge leite, schwang sich mit mir auf das Rad. Als wir beide am Vortag schon mal etwas übten, geriet ihr schneeweißes Ordenskleid zwischen die Ketten – ich hatte aber den Eindruck, dass sie dieses Abenteuer trotz eingerissenem und verschmutztem Habit nicht bereute.

Im anderen den Messias sehen

Was aber soll ich machen, wenn mein Arbeitskollege oder mein Partner ein Ekelpaket ist, sich unmöglich benimmt, mich immer wieder übersieht oder mich sogar mit bösen Blicken bestraft? Manche sehen dann nur noch die Möglichkeit einer Kündigung, einer zeitweisen oder endgültigen Trennung. Andere kann vielleicht das Beispiel Nelson Mandelas inspirieren, der sein ganzes Leben dem besseren Miteinander der verschiedenen Rassen in Südafrika gewidmet hat und der bereit war, für die Freiheit der Menschen viele Jahre im Gefängnis zu verbringen. Sein Kampf und seine Geduld haben sich trotz vieler Tiefschläge gelohnt. Er lebt nach der Devise: «Wer die Menschen für besser hält, als sie sind, ermöglicht ihnen oft, sich besser als gewöhnlich zu verhalten.»

Diese Erfahrung kommt auch in der Geschichte von den alten Mönchen zum Ausdruck. Das Kloster der Brüder war einst ein blühender Ort, der nun aber vom Aussterben bedroht war. Als ihnen eines Tages mitgeteilt wurde, dass mitten unter ihnen der Messias sei, ja, dass der Messias einer von ihnen sei, ging das große Staunen los. Von da an begegneten die Mönche einander viel liebevoller – und das ganze Klosterleben blühte neu auf. Man traute zwar keinem der Mitbrüder zu, tatsächlich der Messias zu sein, aber man konnte ja nie wissen …

Vielleicht befindet sich der Messias auch in Ihrer Partnerschaft, in Ihrer Gemeinschaft oder in Ihrem Arbeitsteam. Wenn ich in jedem Menschen den göttlichen Funken seiner Seele wahrnehme und wertschätze, dann kann ich meinen Nächsten als ein Kunstwerk Gottes entdecken. Man sagt von Michelangelo, dass er in einem unbehauenen Marmorblock schon die fertige Gestalt «sehen» konnte, die er später aus ihm herausarbeiten würde. So steckt in jedem unfertigen Gestein, in jedem Grobklotz eine wunderschöne und zarte Gestalt – manchmal braucht es vielleicht beherzte Hammerschläge in Form deutlicher, ehrlicher Worte, um sie hervortreten zu lassen. Doch der beste Meißel scheint unaufdringliche Liebe zu sein. So schreibt ein Gast auf die Frage, was er von dem hier Erlebten mit in den Alltag nehmen möchte: «Den anderen so sein lassen, wie er ist.»

Wenn ich bereit bin, die Vollkommenheit mitten in der Unvollkommenheit des anderen wahrzunehmen, dann kann er für mich zum Gesandten Gottes werden – indem er mir eine Aufgabe vorlegt, die ich zu lernen habe. So kann ein ungeduldiger Mensch mich Geduld lehren und ein grober Mensch mich an meine eigene Feinheit erinnern. Eine Meditationslehrerin sagte einmal: «Das Leben ist barmherzig. Es legt uns immer wieder dieselbe Aufgabe vor, so lange, bis wir sie gelöst haben.»

Aktien im Himmel

Manche Menschen können sich selbst mehr und mehr vergessen, um mit heilender Liebe ganz für andere da zu sein. Diese Fähigkeit scheint vor allem in großen Notsituationen zu gedeihen. Immer wieder aufs Neue rührt es mich an, wenn ich sehe, wie Menschen gerade in den tiefsten Abgründen zu ihrer wahren Größe finden. Man könnte hier ein ganzes Heer christlicher Märtyrer auflisten, ich möchte aber nur das Beispiel von Angela Autsch anführen. Die Geschichte dieser Ordensfrau begegnete mir in einer Wanderausstellung über den Widerstand christlicher Frauen im Nationalsozialismus, die wir für einige Zeit im Wandelgang unseres Klosters zeigen konnten. Schwester Angela kümmerte sich im Frauen-Konzentrationslager Ravensbrück und auch in Auschwitz, wo sie bei einem Bombenangriff ums Leben gekommen ist, mit besonderer Liebe um ihre Mitgefangenen. In den Berichten der Überlebenden heißt es, dass sie wie ein «Geschenk», wie ein «Sonnenstrahl» war. So bekundet etwa die jüdische Ärztin Margita Schwalbová, der wir ein ausführliches Zeugnis über Sr. Angela verdanken: «Tausendmal brachte sie sich selber in Gefahr, um den leidenden Häftlingen zu helfen. Sie zögerte nie, sie ging ihren leuchtenden Weg. Ihre Hände streichelten wie eine Frühlingsbrise. In dieses Irrenhaus kam Angela wie ein Lächeln der Morgenröte, wie ein Strahl der Sonne.»

Wenn ich solche Aussagen lese, beginne ich zu verstehen, was Jesus damit meinte, wenn er davon sprach, dass man sein Leben gerade dadurch gewinnt, dass man es für andere hingibt – selbst wenn der Körper stirbt oder getötet wird, die Liebe ist unzerstörbar. Aber wir müssen nicht gleich unser Leben hingeben. Ein führender Industrieller und Multimillionär, der aus seinem Glauben keinen Hehl macht, wurde einmal nach seinem Lebensmotto gefragt. Er sagte: «Ins eigentliche Leben können wir nichts von dem mitnehmen,

was wir haben, sondern nur das, was wir verschenkt haben.»
Und eine Frau, die nicht gerade im Überfluss lebt, bekannte vor kurzer Zeit, wie sie mit der finanziellen Not in der eigenen Familie umgeht: «Wir haben nicht viel. Aber das wenige teilen wir. Was wir geben, kommt auf andere Weise zu uns zurück.» Wir alle können lernen von einem solchen Gottvertrauen.

Legen Sie Ihr Vermögen nicht nur auf der Bank an, sondern erwerben Sie «Aktien» im Himmel und zugleich den Himmel auf Erden, indem Sie Ihren Blick immer wieder über den eigenen Tellerrand hinaus weiten und ein großes Herz für Menschen entwickeln, die fernab medienträchtiger Katastrophen hungern, frieren, auf der Flucht oder «nur» arbeitslos sind – in der Familie, im Freundeskreis, in der Nachbarschaft und auch in ferneren Gefilden.

Sicherlich, die eigenen Bemühungen sind, global betrachtet, immer nur ein Tropfen auf dem heißen Stein, wir sollten aber dennoch nicht darauf verzichten, zu tun, was wir können. Das lehrt mich die Begebenheit von den Seesternen, die ich wieder von Jack Kornfield habe: An der mexikanischen Küste hatte ein ungewöhnlich starker Frühjahrssturm Tausende von Seesternen an Land gespült. Ein alter Mann wurde dabei beobachtet, wie er Stunde um Stunde die Seesterne in das Wasser zurückwarf. Als er von einem Strandbesucher gefragt wurde, was er da tue, erwiderte er: «Ich versuche, den Seesternen zu helfen.» Der Besucher wandte ein: «Aber es wurden Zehntausende von ihnen an Land gespült, es lohnt sich nicht, eine Handvoll zurückzuwerfen.» Da antwortete der alte Mann: «Für diese Handvoll schon» – und warf einen weiteren Seestern zurück ins Meer. Wie dieses Beispiel zeigt, gilt es, den Blick auch auf die Natur hin zu weiten, sensibler zu werden für unsere Mitgeschöpfe und die gemeinsamen ökologischen Lebensbedingungen. Wenn wir unsere engen Ich-Grenzen öffnen, entdecken wir unsere Verwobenheit mit der ganzen Schöpfung – ist sie erkrankt, so können auch wir nicht gesund und heil sein.

Siebenundsiebzigmal vergeben

Der Blick der Liebe fällt wohl am schwersten, wenn es darum geht, in das Gesicht von Menschen zu schauen, die mir unsympathisch oder sogar feind sind. Aber gerade im Feindesfall kann ein ehrlicher, wohlwollender Blick manchmal Berge versetzen. So bewegte mich bei der Beerdigung von Papst Johannes Paul II. auch die Randszene, als sich der syrische und der israelische Abgesandte offenbar spontan die Hand reichten. Solches Händereichen und einander in die Augen zu schauen mag wirkungsvoller sein als so manche Resolution oder mancher Friedensvertrag auf dem Papier.

Wenn man mich fragen würde, welche Fähigkeit ich als die wichtigste im Leben erachte, würde ich, ohne mit der Wimper zu zucken, die Versöhnung nennen. Als Petrus von Jesus einmal wissen wollte, wie oft man vergeben sollte, vielleicht siebenmal, antwortete dieser: «Nicht siebenmal, sondern siebenundsiebzigmal.» Also immer wieder. Jesus predigte diese große Vergebungsbereitschaft nicht nur – er lebte sie, und er war der Liebe treu bis zu seiner Kreuzigung, als er sogar seinen Mördern vergeben konnte.

Die radikale Feindesliebe ist ein besonderes Charakteristikum des Christentums, ich finde sie aber auch bei buddhistischen Nonnen, die in dem tibetisch-amerikanischen Dokumentarfilm *Satya: A Prayer for the Enemy* bekunden: «Wir sind entsetzlichen Torturen ausgesetzt. Was sollen wir tun? Wir beten für den Feind.» Eine andere tibetische Nonne wurde nach ihrer Haftentlassung gefragt, was während der jahrelangen Gefangenschaft ihre größte Angst gewesen sei. Sie antwortete: «Dass ich das Mitgefühl mit den Folterern verlieren würde.»

Die Versöhnung mit dem Feind braucht oft einen ganz langen Atem, und manchmal will sie gar nicht gelingen. Dann ist es wichtig, dass wir in uns selbst Frieden finden. Der andere mag mir vielleicht den Handschlag und den Blick der Versöhnung schuldig bleiben, mir vielleicht spinnefeind bleiben, aber ich kann dennoch versuchen, in meinem Herzen Versöhnung zu erlangen, indem ich mir selbst und dann auch dem anderen vergebe. Vielleicht zunächst nur mit Hilfe meines Willens und erst viel später auch gefühlsmäßig. Da die Gefühle oft hinterherhinken, muss ich mir viel Zeit lassen, bis die feindseligen Gefühle nach und nach zur Ruhe kommen und innerer Frieden sich einstellt, bis aus der Vergebung des Kopfes eine Versöhnung des Herzens wird.

Vielleicht haben Sie das Gefühl, einmal zutiefst verletzt worden zu sein. Dass Sie diesem Menschen niemals vergeben können. Sie haben Mauern um Ihr Herz gelegt, um sich vor dem Schmerz zu schützen. Nun stellen Sie sich vor, dieser Mensch steht weinend vor Ihnen und bittet Sie um Verzeihung. Oder er liegt schwerkrank in einem Krankenhaus und bittet Sie, ihn zu besuchen. Wenn Sie in diesem Augenblick den Schmerz seiner Seele in sich fühlen können, dann werden Sie sich seiner Not annehmen wie der Not eines Kindes. Wenn die Liebe so groß wird, dass sie alles Geschehene vergibt, dann wird das Herz gesund, dann kommen wir nach Hause.

«Wer hier nicht ganz gesund wird», heißt es in einem Gästefragebogen, «wird oder kann aber ‹heil› werden.» Diese Erkenntnis entspricht der Vorstellung, dass die tiefste Gesundheit nicht unbedingt mit leiblicher Unversehrtheit einhergeht. In Kloster Arenberg sprechen wir von der «Kerngesundheit» – und meinen damit den göttlichen Kern in uns. Aus der Verbindung mit Gott können tiefer Frieden und Versöhnung entstehen. Auch wenn wir körperlich und seelisch leiden, können wir im Kern unserer Existenz heil sein.

Kehren wir, am Ende des Schauens angelangt, noch einmal zu Oskar zurück, dem zehnjährigen Romanhelden von Eric-Emmanuel Schmitt, der im Sterben liegt. Nicht nur an seiner Krankheit hat er gelitten, sondern vor allem darunter, wie seine Eltern mit ihm umgegangen waren. Oma Rosa, seine geniale Begleiterin, ermutigt ihn, seine Eltern gründlich zu hassen. Ja, zu hassen. Sie verhilft ihm dazu, all seinen Kummer, all seinen Schmerz mit ihr zu teilen und vor Gott zur Sprache zu bringen. Sie ist es, die ihm klarmacht, dass er Gott kein schöneres Geschenk machen kann, als mit seinen Eltern Frieden zu schließen. Diese Versöhnung glückt Oskar sinnigerweise an Weihnachten. Danach ist der Weg frei für die Erfüllung seines sehnlichsten Wunsches – dass Gott ihn an seinem Krankenbett besucht.

Der kleine Gottsucher muss nicht darauf warten, bis er in eine andere Welt hinübergeht, Gott kommt wenige Tage vor seinem Tod zu ihm. Über diese glücklichsten Momente seines Lebens hinterlässt uns Oskar dieses Testament: «Ich habe gespürt, dass Du da warst. Dass Du mir Dein Geheimnis verraten hast: Schau jeden Tag auf diese Welt, als wäre es das erste Mal … Danke. Bis morgen, Küsschen, Oskar.»

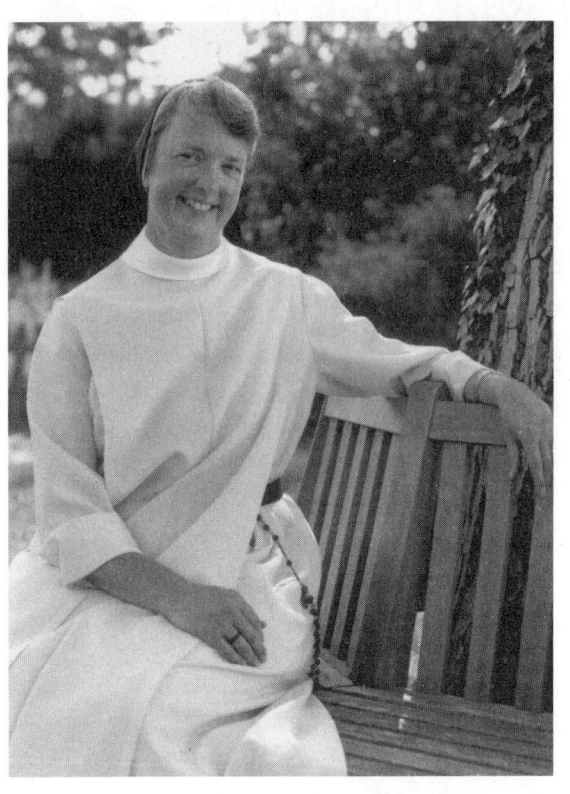

Schwester M. Josefa op
Voll von Duft und Geschmack

Ort meiner Träume

Mein absoluter Lieblingsplatz waren ein paar Quadratmeter unter dem alten Kirschbaum, mit schwarzen, vollsüßen Früchten. Daran hing die Schaukel, die mein Vater mir eigenhändig gezimmert hatte – stundenlang lag ich unter dem Baum oder träumte auf der Schaukel in die Blätter hinein. Ich beobachtete die Wolken über mir, wie sie federleicht dahinflogen oder gewitterschwer und drohend herunterhingen. Als kleines Mädchen suchte ich hier zu Ostern nach bunt gefärbten Eiern. Später haben wir dort Rhabarberwettessen veranstaltet, und im Garten lernte ich von meiner Mutter, wie aus den herben schwarzen Johannisbeeren ein wärmendes alkoholisches Getränk – für die Arbeit im Weinberg – hergestellt wurde. Unter dem Quittenbaum bauten wir jedes Jahr unser Kinderzelt auf. Es bestand aus Kartoffelsäcken, Plastikfolien und alten Decken. Wir Kinder liebten es, dort die ersten Augustäpfel von unserem einzigen Apfelbaum zu verspeisen. Für mich war dieser Obstgarten wie ein Zuhause unter freiem Himmel, das ich über alles liebte.

Wir hatten weiterhin einen Nutzgarten und eine kleine Landwirtschaft für den Eigenbedarf, aber hauptberuflich waren meine Eltern Winzer, ein schöner und ein schwerer Beruf. So weit ich mich zurückerinnern kann, gab es unendlich viel Arbeit, auch für uns Jüngere.

Trotz der vielen Kinder in der Nachbarschaft fühlte ich

mich oft allein und war traurig, ohne zu verstehen, was mir fehlte. Was ich jedoch spüren konnte, war, wie die Natur mich beschenkte. So wurden die grünen Wiesen zum Ort meiner Träume, die Sonne wurde meine Nahrung, der Nebel meine Sehnsucht nach dem Geheimnis – und Bäume waren mein Zufluchtsort. Ich liebte den frühen Sommermorgen, wenn mein Vater mich mitnahm, um das Gras für die Kühe zu mähen. Ebenso genoss ich die späten Herbstabende, wenn wir die Trauben kelterten. Im Winter – wenn unsere alte Dorfbrennerei in Betrieb war – half ich meinem Vater, die Silos leer zu machen. Danach vergnügte ich mich mit anderen Kindern im Laternenlicht auf der selbst gebauten Rodelbahn.

So wie Arbeit und Spiel untrennbar miteinander verbunden waren, lebten wir auch mit der Natur. Wir beteten um gedeihliches Wetter und zitterten, wenn die Sommergewitter mit Hagelschlag und verheerenden Regenfällen niedergingen. Wenn bei solchen Unwettern an unserem Haus die Erde aus den Weinbergen vorbeigeschwemmt wurde, tat mir das Herz weh, denn ich begriff, welch ein Verlust darin lag. Schon früh lernte ich, wie stark die Mächte der Natur unsere Arbeit beeinflussten. Von Kälte und Hitze, Regen und sengender Sonne hing unser Leben ab. Erst viele Jahre später – ich lebte schon lange nicht mehr in unserem kleinen Dorf – habe ich gespürt, wie tief mich diese Erfahrungen geprägt haben.

Auch nachdem ich als junge Frau in den Orden der Dominikanerinnen eingetreten war, fühlte ich unvermindert, wie mich die Stille der Natur fast magisch anzog. Stundenlang konnte ich laufen und in sie hineinhorchen. Ich hätte mich bei dieser Vorliebe schon damals für einen «grünen Beruf» entscheiden können. Doch ich wählte den Beruf der Erzieherin, um mit Kindern zusammen zu sein. Ich glaube heute, ich hatte den Wunsch, ihnen etwas mitzugeben, was ich in meiner eigenen Kindheit vermisst hatte, ein Gesehenwerden und eine Unterstützung in dem, was ich war. Kinder sind so stark und gleichzeitig so hilflos, so angewiesen auf ihre Umgebung. Ich wollte sie stärken und ermutigen, dem Leben zu trauen, selbst wenn ihre Situation vielleicht alles andere als harmonisch war.

Viele Jahre lang leitete ich eine Kindertagesstätte, und was ich den Jungen und Mädchen auf jeden Fall mitgab, das waren Erfahrungen in der Natur. Wir gründeten eine Wald-AG. Von Januar bis Dezember marschierten wir jeden Freitag von acht bis zwölf Uhr in den Wald. Wir erlebten klirrende Kälte, nasskalten Regen, der unter die dicken Jacken kroch, auftauende Frühlingssonne, heiße, sengende Sommerhitze, unter der wir nur mühsam und mit heraushängender Zunge unser Ziel erreichten, und milde Wärme im Herbst. Die Kinder liebten diese Ausflüge, und mir brachten sie einen wesentlichen Teil meiner Kinderzeit wieder ins Bewusstsein und vertieften aufs Neue meine Liebe zum Leben.

Irgendwann spürte ich dann, dass ich beruflich eine neue Herausforderung brauchte. Ich hatte den Eindruck, dass meine Aufgabe in der Kindertagesstätte abgeschlossen war und die Zeit reif für etwas anderes. Als hätte er es geahnt, schickte mir ein Freund zu dieser Zeit eine Karte, auf der stand: «Und plötzlich weißt du: Es ist Zeit, etwas Neues zu beginnen und dem Zauber des Anfangs zu vertrauen.» Ja, plötzlich wusste ich: Es ist so weit.

Zeitgleich wurde in Kloster Arenberg ein neues Konzept für den Gästebereich entwickelt. Aus dem bisherigen Kneipp-Sanatorium sollte in der Folge ein modernes Vitalzentrum werden. Zunächst hatte ich damit gar nichts zu tun. Dann aber schenkte mir eine Mitschwester ein Buch: *Sebastian Kneipps Kräuter- und Naturgarten* von Hans Horst Fröhlich.

Ich schlug das Buch auf, sah die Bilder vom Garten und hatte auf einmal das Gefühl: Ich komme nach Hause. Damit nicht genug. Eine andere Schwester drückte mir eine Annonce in die Hand. In dieser wurde eine Ausbildung zur Gesundheitspädagogin mit dem Schwerpunkt Heilpflanzen angeboten. Ich glaubte (und glaube) nicht an Zufälle, da hatte wohl Gott seine Hand im Spiel. Meine neue Aufgabe lag mir buchstäblich zu Füßen: Unser ehemaliger Gemüsegarten eignete sich hervorragend zum Kräutergarten, zum Heilkräutergarten von Kloster Arenberg. Ich musste nur noch ja sagen.

Doch bevor ich mich dieser neuen Tätigkeit zuwandte, bat ich um eine dreimonatige Auszeit. Mein neuer Lebensabschnitt lud mich ein, innezuhalten und sowohl zurück als auch nach vorne zu schauen. Mehr jedoch noch *anzuhalten* und eine lange Atempause einzulegen. Drei Monate habe ich im schneeüberhäuften und eiskalten Harz verbracht, dort die Stille und naturgegebene Ruhe des Winters genossen. Auch in Arenberg sammelte jetzt der Garten im Verborgenen Kräfte für das neue Leben. Ich hatte Zeit. Doch mit jedem Tag des Monats März wuchs meine Sehnsucht nach dem Frühling, dem Auftauen der dicken Schneedecke und den ersten zarten grünen Spitzen an den Bäumen. Anfang April zog der Frühling ins Land und mit ihm der Neuanfang.

Ende April machte ich mich gestärkt auf den Weg, getragen vom Enthusiasmus des aufsteigenden Lebens in mir. Ich wusste, ich würde ihn in der folgenden Zeit noch oft brauchen. Es war ein Start ins Ungewisse, und es ist bis heute für mich ein Wachstumsprozess, so, als sei ich eine Blume in meinen eigenen Feldern. Nur mühsam und langsam lerne ich von der Natur, wobei mich immer wieder die Erlebnisse meiner Kindheit einholen. Vor allem der Gedanke, den ich von meinen Eltern habe: «Ein Garten muss auch nützlich sein, nicht einfach nur schön.»

Hier in Arenberg mache ich andere Erfahrungen. Die Gäste lieben die bunt bepflanzten Beete und die Petunien in den Blumenkästen ebenso wie die Kräuterfelder. Menschen erholen sich bei uns im Grünen, sie erfreuen sich daran, hier zu sein. Von ihnen lerne ich, dass der Garten nicht nur harte Arbeit bedeutet, sondern auch einlädt, einfach da zu sein. Es gibt hier viele stille und zum Teil verborgene Ruheplätze, sowohl in der Sonne als auch im Schatten. «Erholen – Begegnen – Heilen», das ist unser Leitwort. Und das passiert auch im Heilkräutergarten. Jeden Tag spazieren Gäste am Kräuterhaus vorbei, suchen das Gespräch, tauschen sich untereinander aus. Zuweilen helfen sie bei der Ernte mit, wenn unsere Hände allein nicht mehr ausreichen.

Heilkräuter enthalten Stoffe und Kräfte, die verschiedene Beschwerden lindern und Krankheiten heilen können. Als ich meinen ersten Tee aus Ehrenpreis und Ackerschachtelhalm aufbrühte, schmeckte er eigentlich nur nach Erde. Aber gerade dieser Geruch war es, den ich liebte, und ich spüre, dass auch der Kontakt zur Erde selbst für den Menschen heilsam ist. Jahr für Jahr wächst und gedeiht die Natur aufs Neue, es reifen die Früchte, und dann vergeht alles wieder – diese Bewegung ist wie ein Tanz, der uns etwas über unser eigenes Leben lehren kann. Im Wahrnehmen und Geschehenlassen des eigenen Seins kann sich Heilung vollziehen.

Was das für mich bedeutet? Ich bin mir immer selbst ein Stück näher gekommen und dem, was meine Berufung ausmacht. Erst durch das Zusammensein mit den Kindern, den kleinen Menschen, die liebevolle Pflege und Fürsorge brauchen, um gedeihen zu können, jetzt durch die Arbeit im Garten, in dem es wieder um Entwicklung geht. Ich fühle, wie ich einen Dienst am Leben tue, am einfachen Leben oft, mit den Händen in der Erde, mit den Käfern, mit dem Unkraut, bei Wind und Wetter. Für mich ist Leben Wachsen, ein Wachsen zu Gott hin. Er ist der Ursprung allen Seins. Er öffnet sich in mir wie eine Blüte, und ich spüre, wie ich in allem, was existiert, Gott begegnen kann – in einem Menschen, der auf mich zukommt, in einem Vogel, der den Himmel mit Gesang füllt, und in einem Baum, der mir in seinen kräftigen Zweigen Geborgenheit schenkt. Jede Pflanze und jedes Tier trägt Leben in sich und somit den Atem Gottes. Und da wir Menschen Gott ähnlich sind, bedeutet das auch, dass wir alles Leben zur Entfaltung bringen und schützen sollen.

Es begann in Eden

Überall, wo es Menschen gibt, gibt es auch Gärten. Jede Kultur hat im Laufe der Geschichte ihre eigenen Gestaltungsformen entwickelt. Neben den praktischen und nützlichen Klostergärten der Mönche und Nonnen liebte man in Frankreich die streng symmetrische Linienführung von Wegen und Pflanzen. Die großzügigen Parkanlagen italienischer Renaissancevillen oder englischer Schlösser und die japanischen Steingärten als Orte religiöser Kontemplation, sie alle sagen etwas darüber aus, wie wir Menschen uns in Beziehung zur Natur sehen.

Am Beginn unserer jüdisch-christlichen Tradition steht das Bild des Gottesgartens, der untrennbar mit der Erschaffung des Menschen verbunden ist. Im zweiten Schöpfungsbericht der Genesis heißt es: «Er, Gott, pflanzte einen Garten in Eden, im Osten, und setzte dahinein den Menschen, den er gebildet hatte.» Der Garten Eden kann als eine Oase in der Wüste verstanden werden, als ein fruchtbares und üppiges Land. Als ein Stückchen Paradies, so wird er uns beschrieben. Nicht nur Adam und Eva – auch Gott wohnt im Garten. Haben Gärten deshalb eine solch starke Anziehungskraft auf uns? Von mir kann ich sagen: Ja, weil ich dort Gott suche und ihm auch begegne.

Der Paradiesgarten, das ist für mich ein Bild für den Urzustand der Schöpfung, zu einer Zeit, als der Mensch noch nicht seine Finger im Spiel hatte. Diesen Zustand wünschen sich viele von uns zurück. Was gäben wir darum, könnten wir uns alle Mühe und Plage ersparen und das Dasein einfach gut sein lassen. Aber ganz so einfach ist es mit dem Lebensgenuss nicht. Ich sehe uns Schwestern da eher in der Gefolgschaft der ersten Mönche, die im Schweiße ihres Angesichts versuchten, unbebautes Land urbar zu machen. Etwas Ähnliches beobachte ich auch an manchen Gästen, wenn sie in den ersten Tagen ihres Urlaubs nach Ablenkung suchen. Sie kommen dann zu uns und wollen helfen, anscheinend, weil sie das Nichtstun noch nicht aushalten.

Warum fällt es uns bloß so schwer, einfach nur da zu sein und die Herrlichkeit der Schöpfung in uns aufzunehmen, uns als Beschenkte zu erleben, anstatt ständig selbst Hand anlegen zu wollen? Ich glaube, weil wir das Genießen nicht gelernt haben. Bei den Gästen nehme ich oft eine Wandlung wahr. Der Duft der Kräuter, das gelassene, fast meditative Ernten verschiedener Blüten und die Berührungen mit den Pflanzen führen sie nicht selten zu einer inneren Ruhe. Von diesen Beobachtungen lerne ich auch für mich, meine Gartenarbeit nicht unter dem Druck der Zeit, sondern in größerer Gelassenheit zu verrichten.

Ganz ohne Arbeit geht es aber auch nicht. Wovon ernährte sich der heilige Antonius, als er in die Wüste ging, um dort als Einsiedler zu leben? Er hatte ein Stück Land kultiviert und das zum Leben Notwendige dort angebaut. Er pflanzte Reben und kleine Bäume. Mit großer Mühe grub er ein Wasserbecken, um seine Oase zu bewässern. Er lebte von dem, was er dem Boden an Fruchtbarkeit abrang. Damit ist sein äußeres Dasein gemeint, aber ebenso beschreiben diese Bilder sein geistliches und seelisches Leben. Auch wir leben aus dem, was auf dem seelischen Boden unseres Seins angepflanzt wurde.

Die Anlagen unserer Lebens-Gärten sind sehr unterschiedlich. Bereits Adam und Eva wurde von Gott ans Herz gelegt, den Garten zu hüten. Heißt das nicht, dass sie Sorge und Verantwortung tragen sollten für das Wachsende, um dann von den Früchten zu leben und sie zu genießen? Mit diesem Auftrag sind wir alle gemeint. Der Garten Eden befindet sich auch in unserem Innersten. Unsere Seele bedarf der Pflege, des achtsamen Umgangs, damit die Pflänzchen der Liebe und des Glaubens an den Schöpfer wachsen können. Es bedarf ebenso der Unterscheidungskraft und Erfahrung, damit wir Blumen und Heilpflanzen von erstickenden Unkräutern unterscheiden und uns von Schädlingen befreien können.

Stellen Sie sich einen Garten vor, wie Sie ihn immer schon einmal gern gehabt hätten. Ganz bewusst und gesammelt treten Sie ein, es ist ein Ort, an dem Sie sich sicher und wohlfühlen – es ist Ihr innerer Garten. Schauen Sie sich um: Wie ist er angelegt? Ist er groß oder klein, eher ein fruchtbarer Nutzgarten, ein unberührter Dschungel, eine Komposition aus wunderbaren Blumenbeeten? Oder eine Kombination aus allem? Lassen Sie Ihre Phantasie fließen … Spüren Sie die Erde unter Ihren Füßen – gehen Sie auf verschlungenen Pfaden oder auf breiten Wegen? Wachsen dort junge oder alte Bäume? Welche Büsche und Blumen finden Sie vor? Bestaunen Sie die leuchtenden Farben der Pflanzen, schnuppern Sie an einer Blüte. Irgendwo dort im Grünen finden Sie eine bequeme Bank. Es könnte Ihr Lieblingsplatz werden. Dort lassen Sie sich nieder und spüren, wie die Kraft dieses Ortes sich in Ihnen ausbreitet. Lassen Sie sich Zeit, innere Bilder auftauchen zu lassen. Vielleicht sind Vögel und Insekten in der Nähe, vielleicht gibt es geheimnisvolle oder heilige Plätze dort. Jedes Mal, wenn Sie Ihren Garten betreten, wird er ein wenig lebendiger in Ihrem Inneren. Wenn Sie Lust haben, machen Sie eine Zeichnung davon, die mit der Zeit immer konkreter Gestalt annimmt – und die sich jederzeit verändern kann.

Ganze dreihundert Jahre nachdem Antonius in die Wüste gegangen war, gründete der heilige Benedikt im 6. Jahrhundert nach Christus die erste klösterliche Gemeinschaft. Ihm war es wichtig, dass die Mönche sich von ihrer Hände Arbeit ernährten. Geistliches Leben, so glaube ich, braucht den Kontakt zur Erde und den Umgang mit dem Gewöhnlichen, will es nicht weltfremd werden. Benedikts Grundsatz lautete: *Ora et labora* – «Bete und arbeite». Die Mönche sollten sich ihren Unterhalt selbst erwirtschaften, und zugleich sollte ihr Dienst an der Erde ein Gebet sein.

Unserer leistungsorientierten Gesellschaft hat seine Botschaft ebenfalls etwas zu sagen: Haben wir das Unsrige getan, dürfen wir getrost ausruhen und bei Gott verweilen. Wir dürfen die Früchte unserer Arbeit genießen. Die harmonische Einheit von Tun und Lassen ist eine wichtige Lektion des Ordensgründers – 16-Stunden-Tage standen nicht auf dem Plan, es sei denn vielleicht zu Erntezeiten. Benedikt wollte, dass das, was die Mönche zum Leben brauchten, ihnen innerhalb ihres Klosters zur Verfügung stand. Nicht mehr, aber auch nicht weniger, sondern genau im richtigen Maß.

Von unseren Gästen erfahre ich oft, dass sie in ihrem Dasein genau dieses Gleichgewicht nicht finden können. Was wir haben und besitzen, ist uns oft nicht genug – da sind wir maßlos, und gleichzeitig verlangen wir häufig zu viel von uns selbst. Wir können uns nicht mäßigen. Ruhe und Gelassenheit des klösterlichen Urlaubs führen unsere Gäste nicht selten dazu, dass sie in sich die Sehnsucht nach ihrer inneren Mitte wieder spüren, nach dem, was sie in einen ausgeglichenen Zustand zurückbringt, was sie nährt, was sie wachsen lässt.

Als die ersten Benediktinermönche aus dem sonnigen und kultivierten südlichen Italien in das waldreiche Germanien kamen, lernten sie das karge, unbebaute Land des Nordens kennen. Sie machten sich daran, Wälder zu roden und einfache Klöster aufzubauen. Nach der Regel ihres Ordensgründers legten sie an den Stätten ihres Tuns immer einen Garten an, um sich von seinen Erträgen zu ernähren. Die Pflanzen, Stecklinge und Samen hatten sie zu diesem Zweck bereits mitgebracht. So kamen auch viele Heilkräuter – wie etwa Thymian, Rosmarin, Lavendel und Majoran – erstmals nach Mitteleuropa.

Die Erfahrung jener Mönche, die ihre Heimat verließen, um jenseits der Alpen als Gottsucher zu leben und ihren christlichen Glauben weiterzutragen, kenne ich auch aus meinem Leben. Getrieben von der Sehnsucht nach dem Gott des Lebens, machte ich mich als Ordensfrau auf den Weg ins Unbekannte – «über die Alpen» –, verließ den Glauben meiner Kindheit, um meinem Gott als erwachsene Frau zu begegnen. In diesen Jahren hat mich sehr oft ein Wort Jesu begleitet: «Ich bin der Weg, die Wahrheit und das Leben.» Darauf setzte ich mein ganzes Vertrauen. Über die Alpen zu gehen bedeutet, einen mühsamen und steinig-steilen Weg unter die Füße zu nehmen. Wer über solche Berge steigen will, lässt sich auf ein Wagnis ein. Doch ich wusste mich getragen von der Sehnsucht meiner Seele nach dem Garten Eden.

Jeder auf dem inneren Weg kennt Unsicherheiten und Ängste, wenn wilde Abgründe und dunkle Wälder sich vor ihm auftun, wenn Stürme und Hagelschauer niedergehen. Im Gepäck befinden sich die Samen und Stecklinge, jene

Hoffnungsträger, die uns als Gaben und Talente mit ins Leben gegeben wurden. So habe auch ich in den vergangenen Jahren die Saat meiner eigenen Seele zaghaft ausgestreut, sie liebevoll versorgt und mit viel Geduld gehütet. An manchen Tagen darf ich heute erleben, wie eine wundervolle zarte Blüte sich öffnet – die schönste Belohnung des Gärtners.

Welche Talente können Sie in sich fühlen? Was sind Ihre Stärken, Ihre Kräfte? Welche Pflanzen repräsentieren Ihre Gaben, und welche Tiere symbolisieren Ihre Kraft? Setzen Sie diese Pflanzen oder Tiere behutsam in Ihren Garten, jedes an seinen Platz. Wie können Ihre Talente sich entfalten und Ihre Gaben Frucht bringen? Was lässt Sie stark werden? Vielleicht ein bisschen mehr Zeit und aufmerksame Pflege?

Die Gärten der Benediktiner hatten eine einfache geometrische Form. Die Mönche wählten das christliche Zeichen des Kreuzes, damit es als Wege-Kreuz den Garten einteile. In der Mitte befand sich in der Regel der Brunnen mit dem Leben spendenden Wasser. Eine Mauer umgab dieses Anwesen, damit es vor wilden Tieren geschützt war und den Brüdern ermöglichte, ungestört im Gebet zu verweilen. Durch die Jahrhunderte hat sich diese Form der Klostergärten nicht verändert. Vielleicht auch deshalb, weil wir uns selbst darin wiederfinden und von all jenen gestärkt werden, die vor uns den Weg der Suche gegangen sind. Wie oft haben Sie schon die Erfahrung gemacht, dass Ihr Leben schmerzlich durchkreuzt wurde, um dann wieder zu erleben, dass sich in Ihnen eine Quelle befindet, die Ihnen lebendiges Wasser zufließen lässt? Wenn es uns gelingt, solche Erfahrungen mit dem Schöpfer in Verbindung zu bringen, wird unser Leben zum ungestörten Gebet.

Finden Sie den Ort in Ihrem inneren Garten, an dem die Quelle entspringt. Vielleicht ist es ein Springbrunnen, eine Fontäne oder ein Wasserfall. Vielleicht gibt es auch einen murmelnden Bach im Gelände. Verbinden Sie sich mit der lebendigen Quelle in sich selbst und genießen Sie die Strömung, die von Ihrem Herzen ausgeht und durch alle Zellen fließt. Vielleicht wollen Sie einfach dort verweilen und ausruhen, bis Sie erfrischt von Neuem an Ihre Arbeit gehen können. Sie können Ihre Hände in das saubere Wasser tauchen, Ihr Gesicht waschen. Vielleicht mögen Sie auch ganz darin untertauchen und in diesem Wasser baden … Spüren Sie seine reinigende und erneuernde Kraft. Es spült alle Schwere und alle Schmerzen hinweg, bis zum Ozean. Mit jedem Atemzug fühlen Sie sich mehr erfüllt von der Klarheit der nährenden Quelle in Ihrem Inneren.

Verweilen wir noch beim Nutzgarten. In einer Zeit, da wir unser Gemüse aus der Tiefkühltruhe des Supermarkts besorgen und die Fertiggerichte in der Dose auf uns warten, ist uns der Umgang mit der Erde fremd geworden. Woher sollen unsere Stadtkinder auch wissen, dass die Milch von den Kühen kommt? Export und Import von Lebensmitteln und ihre Herstellungsweisen sind nicht mehr überschaubar und unserem Alltag fern. Wir produzieren und vernichten Nahrung, damit die Preise stimmen, und die Landwirte, die für unser tägliches Brot sorgen, haben im eigenen Land keine Lobby mehr.

In meiner Familie war es noch selbstverständlich, Obst und Gemüse selbst anzubauen, doch vielen Menschen fehlt inzwischen der Bezug zu diesem Urgrund, dem wir entstammen und von dem wir uns ernähren. Sind wir der Erde dankbar, wenn wir unsere Möhren schaben, dem Apfelbaum, wenn wir seine Früchte essen? Meistens nehmen wir uns nicht die Zeit dafür, und die achtlose Art, wie wir unsere

Nahrung hinunterschlingen, zeigt etwas davon, wie wir die Verbindung zur Schöpfung, die uns umgibt, verloren haben. Manchmal habe ich den Eindruck, dass dadurch auch die Beziehung zum eigenen Seelen-Grund schwieriger geworden ist. Vielleicht fragen Sie sich jetzt: Was hat der Umgang mit der Umwelt mit unserer Seele zu tun? In meinen Augen sehr viel. In dem Maße, wie wir den Boden schätzen, auf dem wir stehen, schätzen wir auch das Land unserer Seele.

Bereiten Sie ganz bewusst Ihre nächste Mahlzeit zu. Wenn Sie Ihre Kartoffeln schälen, spüren Sie, wie die geschützte Dunkelheit der Erde dieser Frucht Stärke verliehen hat. Nehmen Sie dankbar die Gabe des Fleisches an, und gedenken Sie des Tieres, das sein Leben gegeben hat für Ihr Leben. Spüren Sie die Sonnenkraft, die sich monatelang in leuchtend roten Tomaten gesammelt hat. Kosten Sie von den Kräutern – in ihrem bitteren, scharfen oder grünen Geschmack liegt die Intensität lebenswichtiger Mineralien und heilender Substanzen. Staunen Sie über die Andersartigkeit exotischer Früchte, die den süßen Geschmack ferner Kontinente auf Ihren Tisch bringt.

Von Albert dem Großen, einem mittelalterlichen Theologen, Philosophen und Naturwissenschaftler, ist uns die erste Beschreibung eines Ziergartens überliefert. Sie ist einzigartig in der Literatur des 13. Jahrhunderts. Das Anliegen unseres dominikanischen Mitbruders war es, eine wohltuende Beziehung zwischen dem Garten und seinem Besucher herzustellen. Für Albert war der Ziergarten ein Ort des Vergnügens und der Freude, der Erholung und Gesundheit. Dieser Qualität gab er den Vorrang und sah die Arbeit, die Bepflanzung und den Ertrag als untergeordnet an. Ich habe nicht schlecht gestaunt, als ich diese Gedanken in dem Buch *Die sinnlichen Gärten des Albertus Magnus* von Stephanie Hauschild las.

Über das Erstaunen hinaus hat mich Alberts Sichtweise auch nachdenklich gemacht. Was ist der Garten für mich? Als Kind war er ein Zuhause unter freiem Himmel, und heute erlebe ich ihn oft als den Ort meiner asketisch schuftenden Kraft. Ich sehe in erster Linie die Mühe, die er mit sich bringt, auch wenn ich diese Mühe gern auf mich nehme. Dass der Geruchssinn, um Albert zu folgen, neben dem Gesichtssinn als jene sinnliche Fähigkeit gilt, die im Garten am meisten Freude macht, das habe ich erst spät gelernt – etwa die Wonne bei der Ernte der Zitronenmelisse, die mich mit ihrem zitronigen Geruch einhüllt, bis ich den Eindruck habe, dass alle meine Poren diesen Duft aufnehmen wollen.

Ich lerne jeden Tag ein bisschen mehr, auch mitten in der Arbeit die Gedanken anzuhalten und mich dem Duft der Pflanzen zu überlassen – ich lerne es von unseren Gästen, die kommen, um sich hier zu erholen. Sie staunen über die vielen Wohlgerüche, die ihnen im Garten, im Kräuterhaus oder auf dem Trockenspeicher entgegenwehen. Alberts Garten kann man durchaus als Vorläufer unserer Duft- und Aromagärten betrachten, in denen möglichst viele gut riechende Pflanzen versammelt werden, um uns durch betörende Gerüche in ein Gefühl von Wohlbehagen und Ausgeglichenheit zu versetzen. So wird der Garten zum Ort der Entspannung und der Ruhe.

Den Wohlgeruch des Gartens können Sie auch mit ins Haus nehmen, wenn Sie sich zum Beispiel eine kleine Stoffrolle nähen (ca. 35 cm x 14 cm) und sie mit einer Mischung aus getrockneten Lavendelblüten und Muskatellersalbei füllen, im Verhältnis 1:1. Binden Sie die Rolle an beiden Enden mit einem hübschen Band zusammen. Legen Sie sie unter den Nacken oder das Kopfkissen. Die Mischung hat eine beruhigende Wirkung und fördert den Schlaf. Wenn die Blüten nicht mehr duften, können Sie den Inhalt durch frische Blüten ersetzen.

Im Garten und Park von Kloster Arenberg können viele Besucher sich kaum satt sehen an der Fülle der Pflanzen, die in leuchtenden Farben das Auge umspielen, besonders im Frühjahr und im Herbst. «Pflanzendüfte sind wie Musik für unsere Seele», sagt ein altes persisches Sprichwort. Berauscht vom Duft des Jasmins und der Rosen, öffnen sich alle unsere Sinne für eine innere Welt. Düfte sind aber auch flüchtig und lassen sich nicht festhalten.

Unsere Nase nimmt jeden Wohlgeruch auf, den die Natur ihr bietet, ebenso auch den Geruch zerfallener oder stinkender Substanzen, die unsere Vorfahren vor giftiger oder unverträglicher Nahrung warnten. Doch im Gegensatz zu unseren Ahnen haben wir weitgehend verlernt, «der Nase nach zu gehen», denn unsere Vorahnungen sind ebenso flüchtig wie der Duft der Pflanzen, und wir nehmen sie kaum noch wahr. Von unseren ursprünglich über tausend Riechrezeptoren sind lediglich ein paar hundert übrig geblieben. Dabei kann es wesentlich sein, «den richtigen Riecher» zu haben – ein Ausdruck dafür, dass wir instinktiv nicht die falsche Richtung einschlagen oder intuitiv das Richtige tun.

Manchmal weht uns ein Geruch in die Nase, der eine vollkommen deutliche Erinnerung auslöst, so wie es über keinen anderen unserer Sinne geschieht. Wir verbinden die wahrgenommenen Düfte und Gerüche mit Situationen, Personen, Orten oder bestimmten Ereignissen. So habe ich heute noch den Geruch der Weinberge meiner Kindheit in der Nase, der sich mit jeder Jahreszeit veränderte, im Frühsommer war es der Duft der Blüte und im Herbst lag der Geruch der Reife in der Luft. Gerüche können prägen: Bei Weihrauch denken die meisten Menschen sofort an Kirche. Nicht für alle ist das ein angenehmer Schlüsselreiz. Viele haben unangenehme Erfahrungen mit Kirche und Religion gemacht, und der Geruch von Weihrauch erinnert sie daran. Ich selbst hatte in meinem ersten Gartenjahr große Mühe im Umgang mit Thymian. Ich kannte seinen durchdringenden Geruch nur im Erkältungsbad, wo die antibakterielle Wirkung des ätherischen Öles über die Poren der Haut aufgenommen wird. Dieses Heilkraut als Tee aufzubrühen verursachte mir wirklich Schwierigkeiten, weil ich immer an Badewasser denken musste ...

Als ich meine Ausbildung zur Gesundheitspädagogin mit dem Schwerpunkt Heilpflanzen absolvierte, hatte ich noch keine Vorstellung von dem, was auf mich zukommen würde. Ähnlich war es mit meinem Eintritt in den Orden. Ich hatte nur Bilder von beidem in mir, und ich war mir über die möglichen Veränderungsprozesse in Bezug auf meine geistliche und seelische Entwicklung durchaus nicht im Klaren.

Was insbesondere den Garten betrifft, hatte ich überhaupt keine Ahnung, worauf ich mich da eingelassen hatte. Im ersten Jahr, 2003, bestellten wir die Kräuter, pflanzten sie an den dafür vorgesehenen Platz und begannen mutig mit den ersten Vorträgen und Führungen. Immer wieder lernten wir von anderen Kräuterexperten dazu. Im zweiten Jahr wuchs uns das Unkraut über den Kopf. Zudem mussten wir uns einen sinnvollen Anbau mit Fruchtfolge überlegen und wie denn die Fülle dieser Arbeit überhaupt zu bewältigen sei. Im Jahr 2006 suchten uns die Minzekäfer heim. Sie sind wunderschöne, blau-metallic schimmernde Geschöpfe. Wenn sie aber in Millionenzahlen daherkommen, hinterlassen sie leere Pflanzenstängel – ein Bild der Verwüstung. Die Ernte der Minzen war verdorben. Da half nichts mehr, die Käfer mussten mit einem Herbizid behandelt werden, damit nicht der ganze Garten von ihnen befallen wurde. Das tat weh. Dann brauchte der verdichtete Boden dringend Hilfe. Ich wagte mich an die Bodenarbeit: Ich säte Luzernensamen aus, denn

Luzerne lockert Böden auf und versorgt sie mit Stickstoff. Jetzt kann ich nur noch warten.

Es ist immer ein neues Versuchen, ein buchstäbliches Hineinwachsen und Spüren, was der Garten braucht, was ihm guttun könnte. Es gibt Rückschläge. Aber dann wieder hätte ich vor Freude singen können, als ich meine erste Salbeijauche braute (die übrigens fast geruchlos ist) und die Pflanzen damit nährte. So wachse ich Stück für Stück in die Gartenarbeit hinein und in die Geduld, die es dafür braucht.

Salbeijauche ist ein Pflanzenstärkungsmittel. Füllen Sie ein Jauchefass locker mit frischem Salbei und übergießen Sie ihn mit Regenwasser, sodass die Pflanzen bedeckt sind. Wenn Sie kein Regenwasser haben, nehmen Sie Leitungswasser. Es ist wichtig, dass die angesetzte Jauche täglich umgerührt wird. Dazu können Sie einen Holzstock verwenden. Damit die Jauche Sauerstoff bekommt, sollten Sie das Fass mit einem Stück Draht abdecken. Steinmehl und reifer Kompost können den Geruch etwas mildern, wenn er zu stark werden sollte. Die Jauche ist fertig, wenn sie nicht mehr schäumt. Verdünnen Sie die Flüssigkeit mit Regenwasser im Verhältnis 1:10. Dann gießen Sie die Jauche mit der Gießkanne an (nicht über) die Pflanzen, die Sie düngen möchten.

Ganz ähnlich kommt es mir vor, wenn ich den Prozess betrachte, der sich in meiner Seele vollzogen hat. Ich habe erst mal zu beidem ja gesagt, zum Garten und, viele Jahre zuvor, zu Gott. Dieser Gott war und ist für mich ein Gott des Lebens, so wie der Garten ein Ort des Lebens ist. Dann aber entdeckte ich Gottesbilder in mir, kindliche Vorstellungen und Angstbilder, die wie Unkraut das Lebendige in mir zu ersticken drohten. Ich schien mehr an einen Gott des Todes zu glauben als an einen in allem Leben gegenwärtigen. Ich bin nicht mit einem Gott der Liebe aufgewachsen, ich glaube, fast niemand von uns ist das.

Der Gott, von dem ich in der Kindheit lernte, von dem auch meine Eltern und Lehrer in ihrer Kindheit lernten – dieser Gott thronte über mir wie ein Richter. Streng kontrollierte er meine Leistung, dann sprach er sein Urteil über mich. Er sah nicht mich, sondern nur, ob ich meine Aufgaben gut genug oder fehlerhaft vollbrachte. Um ihm zu genügen, versuchte ich lange, eine perfekte Ordensfrau zu sein, aber gleichzeitig vernichteten diese dunklen Gottesbilder immer wieder alle Leichtigkeit und Freude in mir. Ich musste mühsam lernen, geistiges Brachland zuzulassen, als die alten Ansichten zerfielen und noch nichts Neues gewachsen war. Lernen, in mich selbst hineinzuspüren, was ich brauchte, in Einzelexerzitien und mit Hilfe geistlicher Begleitung.

Die Glaubenszweifel und kindlichen Vorstellungen von Gott hatten die Nährstoffe meines seelischen Bodens ausgesaugt. Ich erkannte – wie im Klostergarten –, dass Brachland Geduld und Pflege braucht und Zeit. Viel innere Verhärtung galt es aufzulösen, liebevoll und nicht mit der Axt in der Hand. Ein Satz, der mich lange begleitete, ist die Einladung Gottes, der mir im Deuteronomium, im fünften Buch Moses, sagt: «Leben und Tod lege ich dir vor. Wähle das Leben!»

Auch wenn es immer wieder Rückschläge und Zweifel an dem begonnenen Weg gab, so konnte ich doch spüren, wie neues Leben kleine Wurzeln in mir schlug. Im Laufe der Jahre habe ich meinem Mutterboden immer wieder neuen, kostbaren Humus hinzugefügt – verrottbare Abfälle wie Glaubenszweifel und Gewissensfragen. Das Wort «Humus» – Erde – stammt von dem lateinischen Wort *humilitas* ab, was Demut bedeutet. Es sagt mir, dass ich dankbar zu dem stehen kann, was in mir angelegt ist, zu meinem Seelengrund, so wie Gott ihn geschaffen hat.

In der Verbindung mit der Natur erfahre ich, dass ich dazu neige, zu viel zu tun. Heute nehme ich wahr, wann es Zeit ist, mich zurückzuziehen und meine Kräfte neu zu sammeln. Ich übe durch die Vorgänge im Garten, auf das lautlose Geschehen in mir selbst zu hören. Ich lerne auch geduldiges Warten, bis die Zeit für den nächsten Schritt, für die nächste Veränderung reif geworden ist. Ich spüre, wie mir der tägliche Umgang mit den Pflanzen Lebendigkeit und Lebenslust schenkt. Und zunehmend nehme ich eine innere Kraft und Kreativität in mir wahr. Im Nachhinein spüre ich, wie nährend diese Aufgabe mir selbst gegenüber ist. Ich sehe mich als Frau, die gesät hat, und ich beobachte, wie die Saat aufgeht, in dem Wunsch, eines Tages die eine oder andere saftige Frucht meiner Arbeit genießen zu können und mit anderen zu teilen, was ich jetzt bin.

In Ihrem inneren Garten wächst der Baum des Lebens. Es ist ein geheimnisvoller und schöner Baum mit tiefen Wurzeln. Manche nennen ihn auch Mutterbaum, weil er die Ahnfrau aller anderen Bäume ist. Dieser prachtvolle Baum steht im Zentrum des Gartens. Nehmen Sie sich Zeit, Ihren Lebensbaum anzuschauen und wahrzunehmen. Von welcher Art ist dieser Baum? Ist er groß gewachsen, oder hindert ihn etwas daran, stark und kräftig zu werden? Ist er gesund oder von Unkraut oder Schädlingen befallen? Ist er verletzt und blutet? Nähern Sie sich dem Baum und berühren Sie seinen Stamm, seine Wurzeln. Nehmen Sie seinen Zustand innerlich auf und spüren Sie, was er vom liebevollen Gärtner, von der liebevollen Gärtnerin braucht. Vielleicht mehr Luft, mehr Licht, vielleicht nur Wasser und regelmäßige Besuche, vielleicht auch einen starken Wächter, der ihn vor Gefahren schützt, bis die Zeit der Ernte gekommen ist. Geben Sie dem Baum alles, was Sie ihm geben können. Vielleicht ahnen Sie, dass dieser Baum in Ihrem Garten heilig ist, denn er trägt die Früchte des ewigen

Lebens. Wenn Sie sich an seinen Stamm lehnen und die Augen schließen, fließt seine Kraft in Sie ein.

Allem Lebendigen und Wachsenden nah zu sein führt fast unweigerlich in eine meditative Haltung und in ein stilles Zwiegespräch mit dem Schöpfer: Der Umgang mit der Natur erfordert große Achtsamkeit. Diese wiederum macht mich aufmerksamer und hörender für die Wirklichkeit Gottes. Es ist schön, Herz und Hände zu bewegen und zu spüren, wie beides zur Anbetung wird. Auch meine Gebete haben sich durch die Erfahrungen im Garten verändert. Sie sind einfacher geworden und weiblicher.

Nach wie vor ist der Garten ein Ort, wohin ich mich zurückziehen kann, um mit Gott zu sprechen. Wir wissen aus dem Lukasevangelium, dass auch Jesus das Gebet unter dem freien Himmel liebte: als Johannes der Täufer ihn taufte, am Tag bevor er die Apostel aussandte, bei seiner Verklärung, bevor er verraten wurde und am Tag seiner Kreuzigung. An den Wendepunkten seines Lebens mag er sich im Garten, in der Natur, unter dem weiten, offenen Himmel seinem Vater am nächsten gefühlt haben.

Begeben Sie sich an einen schönen Ort in der Natur, wo Sie sich ungestört fühlen. Schauen Sie sich um, nehmen Sie mit allen Sinnen Ihre Umgebung wahr. Lassen Sie sich gefangen nehmen vom Panorama der Landschaft oder von einer einzelnen Blüte, einem Vogel, einem Baum, einer Kaulquappe. Lassen Sie das Wunder sich ausbreiten, dass es so viel Schönheit gibt, und staunen Sie darüber, dass Ihre Augen es sehen, Ihre Ohren es hören können, Ihr Körper es spüren, Ihre Nase es riechen kann. Wenn Sie ganz erfüllt sind von diesem Reichtum, schließen Sie die Augen. Lassen Sie nun Ihren Dank, Ihr Staunen, Ihr Gebet an die Schöpfung und an das Leben in sich aufsteigen. Vergessen Sie alle Gebete, die Sie jemals gelernt haben, finden Sie Ihre eigenen Worte, von innen, aus dem offenen Herzen. Lassen Sie sich von sich selbst überraschen. Schenken Sie Ihr Gebet mit offenen Händen der ganzen Welt. Der Blüte, dem Vogel, dem Baum ...

In meinem Mitwirken am Schöpfungsgeschehen, indem ich buchstäblich den Boden bereite, damit Leben wachsen kann, fühle ich mich mütterlich, im Einklang mit dem Schöpfer. Auch die Muttergottes, Maria, trägt Sorge für das Leben, für Wachstum und Gedeihen Jesu. Wir nennen sie häufig «Mutter der Lebenden». Sie wird aber auch «kostbare Rose» oder «Lilie» genannt, gleichsam eine duftende Blume. Sie ist die Königin, der Stern über dem Meer, die mitfühlende Frau, die tiefen Schmerz erleben musste: Heimatlosigkeit und Verfolgung und den Tod ihres Sohnes, den sie wie jede Mutter über alles liebte. Dennoch läuft sie unter dem Kreuz nicht davon – sie bleibt da bis zum Ende. In ihrem Leben können wir uns selbst wie in einem Spiegel erkennen.

Maria-Werden bedeutet für mich, dem Leben zu dienen, meine weiblichen Eigenschaften zu entfalten und auszudrücken. Es bedeutet auch, mich zu schenken, ohne mich selbst dabei aufzugeben, Verantwortung für mich selbst zu übernehmen und meine Würde als Frau zu wertschätzen. In dem Maße, wie die Frau in mir Gestalt angenommen hat, spürte ich ein immer größeres Verlangen, dem Lebendigen nahe zu sein und mir selbst. Das schließt Wunden und Schmerzen mit ein, aber ebenso Wachstum und Gedeihen.

Auch als Ordensfrauen werden wir Mütter in einer barmherzigen Haltung zu uns selbst, zu unseren Mitmenschen und allen leidenden Kreaturen auf dieser Welt. Ich glaube, dass diese Welt insgesamt mehr weibliche Qualitäten braucht, wie Sanftheit, Geduld, Empfänglichkeit, wobei diese Qualitäten ebenso in uns Frauen neu gelernt werden müssen – wie in jedem Mann. Gemeinsam sind wir aufgefordert, das Leben zu hüten und zu bewahren und den Kampf gegeneinander, die innere und äußere Zerstörung zu beenden, wo immer wir es vermögen. Aus diesem Wunsch ist ein Gebet entstanden, das ich Ihnen gern mitgeben möchte:

GOTT, *der Du immer schon lebendig warst*
und allem Lebendigen Deinen Atem einhauchst,
DU *bist der Vater meines Lebens.*
Im Einklang mit allen Geschöpfen bin ich eins mit Dir.
Im Ein- und Ausatmen fließt Dein göttliches Leben durch mich.
Du schenkst mir Fülle.

JESUS, *Du hast die Tür zu dem Leben geöffnet,*
das Gott tief in mich hineingelegt hat.
DU *bist der Geliebte meines Lebens.*
Nichts konnte Dich abhalten,
diese Liebe in mir zum Fließen zu bringen,
damit sie Wahrheit werden möge.

RUACH, *Geistin Gottes,*
Du lässt Gottes Fülle in mir fruchtbar werden,
DU *bist die Mutter meines Lebens.*
Dein Schoß trägt und gebiert mich immer wieder neu.
Du lässt Leben wachsen und gedeihen auch in mir.
Vor Dir neige ich mein Haupt.

Im weiblichen Verständnis sind Geburt, Wachsen und Sterben nicht getrennt. Dass Gott auch in uns geboren werde und dass die Unwahrheit in uns sterbe – darum geht es in unserem Dasein. Die letzte Ruhestätten, unsere Friedhöfe, sind heute mehr denn je als Gärten angelegt, Orte, an denen auch wir Lebenden zur Ruhe kommen können. Hier wird uns die

Zusammengehörigkeit von Vergänglichkeit und Ewigkeit bewusst. Die Gräber auf unserem Klosterfriedhof sind schlicht und einfach gehalten. Bänke und Schatten spendende Bäume laden zum Verweilen ein. Der Klosterfriedhof ist für uns ein überaus belebter Ort. Ein Platz, an dem die Zuneigung und Freundschaft fortbestehen, die während eines langen gemeinsamen Lebens, jahrelanger Arbeit und Gebete gewachsen sind. Lebendig wurde der Ort der letzten Ruhe auch für Maria Magdalena. Als sie im Garten Getsemani am Grab Jesu steht, kann sie es nicht glauben: Das Grab ist leer. Ihr Geliebter ist nicht mehr da. Als sie ihn sieht, hält sie ihn für den Gärtner – für wen auch sonst? Unvorstellbar, diese Begegnung: Es ist nicht der Gärtner, es ist der Auferstandene, der sie liebevoll beim Namen nennt: «Maria!»

Bittere und süße Realitäten

Beim Anblick eines Gartens geht mir nicht selten das Herz auf, wie man im Volksmund so treffend sagt. Das Herz geht da auf, wo wir innerlich berührt werden. Farben, Formen und Düfte tragen das Ihre dazu bei.

Einen Teil unseres Kräutergartens haben wir in Kloster Arenberg in mittelalterlichen Formen nachgebildet. Statt der damals üblichen Klostermauer umgibt ihn eine niedrige Ligusterhecke. Die optische Gestaltung lässt das Auge aufmerken. Beeteinteilungen und kreuzförmige Wege mit ausladenden kreisrunden Beeten in der Mitte vermitteln eine innere Ordnung und spiegeln Harmonie wider, führen in die Mitte. Auch die Farbenpracht ist nicht zu übersehen: Leuchtende Rosen, lila Lavendelblüten, gelbe Königskerzen, roter Sonnenhut, weiße Kamille und all die vielen Grüntöne ziehen unsere Aufmerksamkeit auf sich. Von jeder Pflanze geht ein persönlicher Duft aus. Eine zarte Regung des Windes genügt, um uns daran teilhaben zu lassen. Die Bienen nehmen den Duft auf weite Entfernungen hin wahr und kommen, um den Nektar einzusammeln. Meine Haut und meine Nase lassen den Duft in meinen Körper hinein. Stärker noch geschieht dies über ein warmes Kräuterbad. Alle Poren öffnen sich dann, um die Düfte von Zitronenmelisse, Rosmarin, Fichtennadeln oder Lavendel aufzunehmen. Ich liebe die zärtliche Berührung der Römischen Kamille, ihren intensiven blumigen Duft, der mich noch lange durch den Garten begleitet. Fast ein wenig betörend wirkt er auf mich. Den Hummeln mag es mit den blauen Malven ähnlich ergehen. Manchmal sieht es aus, als ob sie sich in ihnen vor Freude wälzen würden, und dann habe ich wieder den Eindruck, sie kuscheln sich am Abend in sie hinein, um den Geruch und den Geschmack über Nacht zu bewahren.

Jede Blüte scheint ein Geheimnis in sich zu bergen, und jede Pflanze kann wie ein Wunder wirken. Haben Sie schon einmal das Blatt der Pfefferminze gekaut? Ihr Geschmack ist frisch und scharf, geradezu atemberaubend. Die kleinen harten Früchte des Gewürzfenchels sind kraftvoll-würzig und süßlich zugleich, sie sind eine wahre Geschmacksexplosion. Die Blüte der Königskerze fühlt sich auf der Zunge weich und pelzig an, sie trägt den Volksnamen «Wollblume» zu Recht. Ihr Geschmack ist mild, fast möchte ich sagen lieblich. Ein Gast sagte mir einmal, die Blüten schmecken spargelig-süß.

Die Königskerze ist wie eine Wunderpflanze für mich. Zum einen ist sie wunderschön: Wenn im Sommer ihre Blütezeit beginnt, bringt sie jeden Morgen Dutzende von gelb leuchtenden Blüten hervor. Zum anderen ist sie unsere größte einheimische Blume – wahrhaft königlich –, ihr schlanker Stängel wächst bis zu drei Metern hoch und ist dicht besetzt mit Blüten. Ob wir sie ernten oder nicht, sie wirft alle Blüten am Abend ab, um am nächsten Tag wieder neue aufblühen zu lassen. Ungefähr siebzig Tage lang unterhält sie uns mit diesem Spiel in nimmermüder Gleichmütigkeit. Eine üppig blühende Fülle verbirgt sich in ihrem Innersten. Obwohl eng an eng, erhält jede Blüte genügend Raum zur Entfaltung. Sie duftet kaum, und auch die Wirkstoffkonzentration der einzelnen Blüte ist gering. Dennoch sind ihre heilenden Kräfte unbestritten – besonders bei Husten und chronischer Bronchitis ist sie reizlindernd und schleimlösend. Sie können die Blüten der Königskerze als Tee aufbrühen, sie können sie aber auch einfach so essen, sechs bis neun Stück oder mehr über den Tag verteilt. Eine junge Frau, die mit Husten hierher kam, erzählte mir, durch das wochenlange Essen von Königskerzenblüten aus unserem Garten sei sie ihren chronischen Husten losgeworden, der sie schon seit Monaten quälte. Im Gegensatz zu mediterranen Pflanzen brauchen die Samen der Königskerze den winterlichen Frost, damit sie im nächsten Sommer wieder blühen können.

Beim Ernten der Königskerzen spüre ich die federleichten und warmen Blüten in meinen Händen. Mein Korb ist voll, und ich nehme einen leichten Juckreiz auf meinen bloßen Armen wahr. Hat mich eine Königskerzenallergie befallen? Nein, es sind nur die rauen Blätter, die ich beim Ernten gestreift habe und die mich fühlen lassen: «Eigentlich möchte ich nicht, dass du mir zu nahe kommst.» Anders die Botschaft ihrer Blüten: Ihr Sonnengelb hellt immer wieder meine Stimmung auf und führt mich zur inneren Klarheit. Die Königskerze ermuntert uns, zu uns zu stehen und darin aufrichtig zu sein. Etwas Ähnliches erfahre ich von der Brennnessel: «Ich brenne dich, damit du achtgibst!» Sie lehrt uns Achtsamkeit bei jedem Schritt und lässt uns geistesgegenwärtig sein. Wenn wir sie nicht gegen ihre Wachstumsrichtung berühren, brennt sie uns nicht. Von ihr können wir lernen, dass es in Ordnung ist, Abstand zu halten, Raum für sich zu schaffen und ihn auch anderen zu gewähren. Zugleich fordert sie uns auf, genau das zu sein, was wir sind, egal, was andere von uns denken. Brennnesseln versorgen uns mit Vitalität und Energie.

Jede Pflanze birgt das Geheimnis der Unverwechselbarkeit in sich. In Aussehen, Duft und Struktur unterscheiden sie sich bis ins Detail, und ihre Wirkstoffkombinationen sind so komplex und gleichzeitig subtil, dass wissenschaftliche Erforschung sie nicht erfassen können.

Die Vielfalt der Düfte und Geschmacksrichtungen ähnelt Lebenssituationen, die wir auch mit unserem *Geschmack an den Dingen* in Verbindung bringen können. «Das ist bitter» – diese Worte höre ich mich sagen, wenn ich von einem Leid erfahre. Manche Menschen erscheinen mir herb. Und sauer werden kann ich auch. Heilpflanzen mit Bitter- und Gerbstoffen gibt es reichlich, aber sie sind es nicht, die wir bevorzugen. Herbe und bittere Erfahrungen würden wir freiwillig ebenso wenig wählen. Erst im Nachhinein habe ich sagen können, dass es gerade eine bittere Situation war, die meinem Leben mehr Qualität gegeben hat. Und manchmal musste ich sogar sauer werden, um etwas klarzustellen, was mir wirklich wichtig war. Aber auch die Möglichkeit, sich an etwas zu «vergiften», gehört zur Realität des menschlichen Lebens. Es gibt Menschen, die verbittern. Es gibt sauertöpfische Gesichter. Und es gibt Menschen, in denen steckt die Süße und die Frische, die Kraft und die Würze des Lebens.

Um Geschmack am Leben zu finden, ist es gut, einen Wohlgeschmack zu entwickeln, der grundlegend lebensbejahend ist. Denn wie jedes Wildkraut, wie jede Heilpflanze bergen wir das Geheimnis der Einzigartigkeit in uns. Mit diesem positiven Grundgefühl vermag ich den unangenehmen Geschmack der Vergangenheit anzunehmen, zu vergeben und mich damit zu versöhnen. Dann kann ich die Vergangenheit gut sein lassen und mich dem gegenwärtigen Dasein zuwenden. Früher traten in meinem Lebensgeschmack mehr die Bitterstoffe und die zusammenziehenden Gerbstoffe in den Vordergrund. Auch das Klosterleben schien mir nicht gemacht, um die Süße des Lebens zu kosten. Heute schmeckt es für mich herzhaft-würzig, fruchtig und erfrischend – und eben manchmal süß.

Wild- und Küchenkräuter – gesunde Köstlichkeiten

Wenn ich im Frühling über die Wiesen unseres Gartens gehe, strecken sich mir bereits viele Wildkräuter entgegen. Wildkräuter enthalten sehr viele und verschiedene Vitamine, Mineralien und Ballaststoffe, die unserem Körper nach der langen Winterzeit helfen, wieder fit und aktiv zu werden, die Depots aufzufüllen. Viele Wildkräuter sind bekannt, wie zum Beispiel Brennnessel, Löwenzahn, Brunnenkresse, Giersch, Sauerampfer, Waldmeister und Bärlauch. Aber auch Veilchen gehören dazu sowie Gundelrebe, Ehrenpreis, wilder Thymian, Gänseblumen, Liebstöckel, Dost, Spitzwegerich, Knoblauchrauke, Scharbockskraut, Frauenmantel, Vogelmiere, Wiesenschaumkraut, Gänsefingerkraut, Pimpinelle, Günsel und Rotklee. Diese Pflanzen werden in Kloster Arenberg geschätzt und – so sie bei uns wachsen – in der Zeit von März bis Mai zu frischen Salaten verarbeitet. Das kräftige Aroma solcher Grünkost ist nicht zu vergleichen mit dem unserer üblichen Blattsalate, deren Geschmacksarmut nur noch von ihrem Wassergehalt übertroffen wird. Gerade die wichtigen und gesunden Bitterstoffe werden in unseren

Kultursalaten herausgezüchtet, sodass jene der Gesundheit sicherlich nicht schaden, ihr aber auch nicht wirklich dienen. Vielen Menschen sind diese alten Kräuter nicht mehr bekannt. Um sie genau bestimmen zu können, empfehle ich, beim Suchen einen entsprechenden Wildkräuter-Ratgeber zur Hand zu nehmen.

Wir stellen auch eigene Öle und Essig mit Wildkräutern her und köstliche Pestos, in denen die Inhaltsstoffe für längere Zeit erhalten bleiben. Im Mittelalter lagen die Kräutergärten in der Nähe der Klosterküche. Da man Pfeffer, Curry oder Chili noch nicht verwendete, würzte man hauptsächlich «grün»: Kräuter haben zudem eine allgemein verdauungsfördernde und stoffwechselanregende Wirkung, deren sich die Mönche durchaus bewusst waren.

Im Folgenden möchte ich Ihnen nun einige von unseren Klosterrezepten vorstellen:

Wildkräutersalat

✳ Pflücken Sie eine Portion Wildkräuter, so wie sie gerade auf der Wiese stehen. Vermeiden Sie es, Kräuter in der Nähe von Straßen oder auf Hundewiesen zu pflücken (wegen der Schadstoffe), auch nicht in Naturschutzgebieten, damit die Bestände dort erhalten bleiben können. Gut waschen und zerkleinern. Je mehr Sie die Blätter zerrupfen, desto mehr dringt von dem würzigen Geschmack nach außen.

✳ Aus Essig, Öl, Zwiebeln, etwas Salz und frisch gemahlenem Pfeffer eine Marinade herstellen. Die Kräuter unter die Soße mischen und mit essbaren Blüten (Gänseblümchen, Kapuzinerkresse oder Löwenzahn) garnieren.

✳ Hinweis: Verzichten Sie beim Kräuterpflücken nicht auf Brennnesseln. Rollen Sie nach dem Waschen mit einem Nudelholz über die krautige Pflanze. So werden die Brennhaare zerstört, und Sie können die Blätter unbeschadet essen.

Wildkräuterpesto

✽ Eine beliebige Mischung von Wildkräutern waschen und mit der Küchenmaschine zerkleinern oder durch den Fleischwolf drehen. ⅛l Olivenöl, 80 g Parmesankäse, Salz, Pfeffer, 2 Knoblauchzehen, 25 g Sonnenblumenkerne und Nüsse hinzugeben. Würzen Sie nach Ihrem Geschmack.

✽ Wenn Sie sich einen kleinen Vorrat anlegen möchten, füllen Sie das Pesto in kleine verschließbare Gläser. Wegen der Haltbarkeit sollten Sie darauf achten, dass das Öl die Kräuter immer bedeckt. Wildkräuterpesto schmeckt hervorragend zu Nudeln, ist aber auch eine gesunde Köstlichkeit auf frischem Weißbrot.

Wildkräuteressig

✽ In Essig und Öl bleiben die Spurenelemente der Kräuter gut haltbar. Sammeln Sie die Pflanzen, so wie sie Ihrem Geschmack entsprechen, und setzen Sie diese zerkleinert mit Essig an. Wichtig ist, dass die Kräuter mit Essig bedeckt sind. Die Mischung sollte drei Wochen stehen bleiben, dann können Sie sie abseihen. Nehmen Sie nun frische Kräuterstängel und füllen Sie diese in eine Flasche. Gießen Sie den Kräuteressig dazu und verschließen Sie die Flasche. Es ist sinnvoll, den Essig an einem dunklen Ort aufzubewahren, sonst verliert er seine Säure.

Saft aus frisch gepressten Kräutern

✽ Waschen Sie eine gute Portion Wildkräuter, gießen Sie ein Glas Wasser dazu und zerkleinern Sie diese mit der Küchenmaschine. Danach seihen Sie die Flüssigkeit ab und nehmen täglich einmal vor dem Essen ein Gläschen zu sich.

✽ Dieser konzentrierte Power-Trunk regt die Verdauung stark an. Es lohnt sich, eigene Kräuterzusammenstellungen auszuprobieren. Wenn Ihnen der Saft zu bitter ist, können Sie ihn mit Apfelsaft versüßen. Auch Minzen eignen sich gut für einen Presssaft.

Neben den Wildkräutern kennen wir auch die klassischen Küchenkräuter: Petersilie, Schnittlauch, Schnittknoblauch, Basilikum, Estragon, Borretsch, Thymian, Rosmarin, Dill, Bohnenkraut, Beifuß, Koriander, Kerbel, Salbei und Koriander. Sie können auf der sonnigen Fensterbank oder auf dem Balkon gezogen werden. In ihnen stecken ebenfalls eine große Menge Vitamine, Mineralien, ätherische Öle und andere wertvolle Inhaltsstoffe. Das Kochen und Würzen mit Kräutern (beispielsweise Leber in Salbeibutter oder Bratkartoffeln mit Rosmarin) gehört von der Antike bis heute zur feinen Küche. Wenn Sie die Küchenkräuter im Laden kaufen, stellen Sie diese in frisches Wasser und verarbeiten Sie sie möglichst rasch, damit die Wirkstoffe erhalten bleiben. Im Anschluss finden Sie Rezepte zur Herstellung von einigen Öl- und Essigsorten für Ihre Küche oder auch zum Verschenken:

Mediterranes Würzöl

* Verwenden Sie dazu: Basilikum, zitronenduftendes Bohnenkraut, Rosmarin, Thymian, Lavendelblüten, Majoran, Oregano, Apfelminzeblätter, Fenchelfrüchte, Zitronenschale und ein beliebiges, geschmacksneutrales Pflanzenöl.

* Die Kräuter werden zu gleichen Anteilen geerntet, zerkleinert und ohne zu waschen in eine Flasche gefüllt. (Die gewaschenen nassen Kräuter verbinden sich nicht mit dem Öl.) Anschließend werden sie mit Öl übergossen, sodass sie komplett bedeckt sind. Drei Wochen bleiben sie in dem Gefäß stehen und sollten täglich mit einem Holz- oder Metallstab vorsichtig umgerührt und kühl aufbewahrt werden. Danach werden die Kräuter abgeseiht und in eine neue Flasche gefüllt. Besonders dekorativ wirkt es, wenn Sie zuvor einen frischen Zweig Thymian und ein Stück von der spiralförmig geschnittenen Zitronenschale in das Gefäß geben. Auch von außen lässt sich eine solche Flasche mit Naturbast

und einem frischen Kräuterzweig hübsch dekorieren. Das fertige Öl sollte ebenfalls kühl und dunkel gelagert werden.

Thymian-Salbei-Öl

✳ Nehmen Sie Thymian und Salbeiblätter im Verhältnis 4 : 1 sowie einige Sternanisfrüchte.

✳ Legen Sie die Mischung wie die oben beschriebenen Öle an. Den Sternanis können Sie in das fertige Öl geben, wenn Sie die Grundmischung abgeseiht haben. Diese geschmacklich kräftige Variante eignet sich insbesondere zum Würzen von Fleischgerichten. Übrigens: Die ätherischen Öle von Thymian und Salbei lindern Husten und Entzündungen im Mundraum, Salbei-Essig kann auch als Gurgellösung verwendet werden.

Estragonessig

✳ Zur Herstellung verwenden Sie drei Zweige französischen Estragon, eine Knoblauchzehe, Weißweinessig.

✳ Füllen Sie den Estragon in eine Flasche und geben Sie die zerkleinerte Knoblauchzehe dazu. Dann übergießen Sie das Ganze mit dem Essig und verschließen Sie das Gefäß. Der Essig ist nach drei Wochen gebrauchsfertig. Salatmarinaden lassen sich mit diesem Essig wunderbar verfeinern. Estragon hat eine appetitanregende Wirkung und regt den Gallenfluss an.

Borretschessig

✳ Nehmen Sie einige Zweige Borretsch mit Blüten, die Schale einer Zitrone, spiralförmig geschält, eine Knoblauchzehe, Weißweinessig.

✳ Zerkleinern Sie die Borretschzweige und geben Sie diese zusammen mit etwas Zitronensaft und Knoblauchstückchen in eine größere Flasche. Nach drei Wochen können Sie die Mischung abseihen und zusammen mit einer spiralförmig abgeschälten Zitronenschale und Borretschblüten in eine dekorative Flasche umfüllen. Das frische Aroma eignet sich gut zum Würzen von Gurken- und Blattsalat.

Medizin aus der Klosterapotheke

Die Geschichte der Klöster zeigt, dass der Klostergarten nicht nur die Speisekarte bestimmte, sondern auch die erste Apotheke stellte. Die Klosterheilkunde hat weit vor jeder modernen Schulmedizin ihren Ursprung, noch heute besitzt sie ihre Gültigkeit. Die ältesten Aufzeichnungen über die Heilkräfte der Pflanzen finden sich im altägyptischen Papyrus Ebers, einer Schriftrolle, die aus der Zeit um 1600 vor Christus stammt. Dem heiligen Benedikt und seinem Eifer für die Kranken sowie seinem Weitblick, Brüder in der Krankenpflege auszubilden, haben wir die Entstehung der Klostermedizin zu verdanken. Cassiodor, einem Ordensbruder des heiligen Benedikt, verdanken wir die Entwicklung der klösterlichen Arzneimittellehre. Er sorgte auch dafür, dass die Mönche sich das medizinische Wissen der griechischen Ärzte Hippokrates, Dioskurides und Galenus aneigneten, die ihrerseits von der chinesischen Medizin des Altertums beeinflusst waren. Auf diese Weise lernten die Brüder Benedikts die Eigenschaften der Heilkräuter und die Mischung der Arzneien kennen.

Berühmt geworden sind der Abt Walahfrid Strabo von der Bodenseeinsel Reichenau und Hildegard von Bingen, die nicht weit von Kloster Arenberg entfernt lebte und wirkte. Diese beiden haben wesentlich zur Verbreitung der klösterlichen Heilkunst beigetragen. Als Voraussetzung der Gesundheit galt Hildegard eine vernünftige Lebensführung. Der Körper war ihr nicht weniger wichtig als die Seele, denn körperliches und seelisches Heil bedingen sich gegenseitig:

Ist die Seele gesund, ist es der Körper auch, leidet hingegen die Seele, wird der Mensch krank. Hildegards psychosomatischen und ganzheitlichen Erkenntnisse können uns heute noch zum Staunen bringen, so aktuell erscheinen sie. Sie benennt nicht so sehr die Krankheitsbilder, sondern beschäftigt sich viel mehr mit der Lebensenergie des Menschen. Von ihr stammt das Wort «Grünkraft», die Farbe Grün ist für Hildegard das Symbol für Naturkraft, für körperliche und geistige Gesundheit. Grün ist auch jene Farbe, die sie dem Herzen gibt. Krankheit bedeutet ihrem Denken nach eine Störung oder den Verfall der Naturkraft.

Die Schulmedizin hat unvorstellbare Leistungen erbracht, doch zugleich scheinen wir nicht wirklich zu gesunden. Wir können mit Hilfe winziger und wundersamer Gitterröhrchen (Stents) das Blut in einem Herzen wieder zum Fließen bringen, wir können das Leben selbst kopieren und gefährliche Informationen von Krankheitserregern entschärfen – bis das nächste Virus sich zeigt, gefährlicher noch als der vorherige. Das Innere unseres Körpers ist kein Geheimnis mehr, doch wir bleiben uns selbst ein Rätsel. Wir haben nicht die Kontrolle über die Dinge, wir können Leben und Gesundheit nicht einfach herstellen, und wir fühlen: Es fehlt uns das Vertrauen in die Zusammenhänge. Unser Lebensfluss scheint eher von Angst vor Krankheit und Tod bestimmt zu sein als getragen vom Wissen in die Harmonie und Ganzheit der Schöpfung.

In unserem Garten begegne ich immer häufiger Gästen, die zur Naturmedizin zurückgekehrt sind. Unser Gesundheitssystem und die schlechten Erfahrungen mit teuren chemisch-synthetischen Arzneimitteln, deren heftige Nebenwirkungen oft ebenso gravierend sind wie die Ursprungskrankheit, ebnen geradezu den Weg in die alternative Heilkunde. Zu allen Zeiten standen die Heilpflanzen allen Menschen

gleichermaßen zur Verfügung, egal, wie arm oder reich sie
waren. Die Natur verschenkt sich bedingungslos an jeden
– und das im Überfluss. Gern möchte ich einige Rezepturen
weitergeben, die wir im Kloster selbst herstellen. Sie dienen
der Gesundheit und können ohne Schwierigkeiten ausprobiert werden:

Tannenspitzensirup

* 500 g junge Tannenspitzen
* 250 g unbehandelten Honig
* 1 l Alkohol (Pott, Branntwein; 54 %)

Geben Sie die Tannenspitzen in ein Steingutgefäß oder in
ein Glas und füllen Sie den Honig und den Branntwein dazu.
Das Ganze sollte an einem warmen Platz (beispielsweise an
einem Sonnenfenster) vier bis fünf Wochen stehen, den Inhalt ab und zu umrühren. Nach der angegebenen Zeit seihen
Sie den gebrauchsfertigen Sirup ab. Bei einer Erkältung können Sie Ihren Tee mit einem Löffel von diesem Sirup süßen
oder ihn auch pur zu sich nehmen.

Tannenspitzen enthalten Inhaltsstoffe, die gegen Erkältungen, Heiserkeit, Verschleimung und Husten wirksam
werden. Sie sollten nur die frischen, hellgrünen Triebe pflücken, und die Triebspitzen sollten auch nur dem unteren
Drittel des Baumes entnommen werden, um das Wachstum
möglichst wenig zu beeinträchtigen. Am besten von Mitte
Mai bis Mitte Juni ernten.

Spitzwegerichhonig

* 500 g Spitzwegerichblätter
* 500 g Honig

Pflücken Sie die Spitzwegerichblätter klein und legen Sie sie schichtweise mit dem Honig in ein Glas. Der Inhalt sollte sechs Wochen zugedeckt stehen bleiben, aber nicht in der Sonne. Nach dieser Zeit seihen Sie den Spitzwegerich ab. Sie können den Honig löffelweise zu sich nehmen oder in einen warmen Tee geben. Den Honig sollten Sie bei einer Erkältung über den Tag verteilt mehrmals täglich anwenden.

Schon der antike griechische Arzt Hippokrates schwor auf die fiebersenkende Wirkung von Honig. Was weniger bekannt ist: Naturbelassener Honig – auf Wunden gestrichen – wirkt antibakteriell.

Spitzwegerich wächst an allen Wegen und auf den meisten Wiesen. Er wirkt reizmildernd und enthält ein Antibiotikum, das Wunden heilt. Aus diesem Grund wendet die Volksheilkunde Wegerichsaft besonders bei frischen Schnittwunden und Insektenstichen an. Nehmen Sie dafür ein frisches Spitzwegerichblatt, zerreiben Sie es mit den Fingern, sodass der Saft hervortritt. Bestreichen Sie die verletzte Stelle mit dem Saft des Blattes. Sie können das zerriebene Blatt auch auf einen Stich legen und fixieren. Nach kurzer Zeit lässt der Schmerz nach, und die Schwellung geht zurück.

Gleichzeitig ist Spitzwegerich bei Bronchitis sehr hilfreich. Ein Tee aus Spitzwegerich ist wirkungsvoller, wenn Sie einen Kaltauszug machen. Dazu legen Sie die Blätter zwei Stunden lang in kaltes Wasser, seihen sie ab und erwärmen den Tee, sodass Sie ihn trinken können.

Ringelblumensalbe

* 500 g Schweineschmalz
* 100 ml Ringelblumenöl
* einige Tropfen natürliches Rosenöl (oder ein anderes stark duftendes echtes ätherisches Öl)
* 2 Hände voll frischer Ringelblumenblüten

Lassen Sie das Schmalz in einem Topf flüssig werden und geben Sie dann in das heiße Schmalz die Ringelblumenblüten hinein. Das Ganze erhitzen und dann vom Herd nehmen. Über Nacht stehen lassen. Am nächsten Tag erhitzen Sie das Schmalz wieder. Gießen Sie die heiße Flüssigkeit vorsichtig durch ein Sieb, in das Sie zuvor ein dünnes Stofftuch gelegt haben. Nun geben Sie das Ringelblumenöl hinzu. Das «Abschmecken» mit dem ätherischen Duftöl dient dazu, den Schmalzgeruch zu mildern. (Wer möchte schon wie ein Schmalzbrot riechen?) Füllen Sie nun die Salbe in kleine Kruken (in der Apotheke erhältlich). Verschließen Sie die Gefäße erst nach dem Erkalten der Salbe. Kühl aufbewahren.

Die Ringelblume ist rundum gut für die Haut, bekannt ist dies seit dem Mittelalter. Die Wirkstoffe der Korbblütlerpflanze sind vor allem fettlöslich und helfen, dass Wunden sich nicht entzünden und kleinere Kratzer schneller abheilen. Reizmildernd ist sie für wunde Kinderpopos. Die Ringelblume blüht unermüdlich den ganzen Sommer über, was ihr wohl den lateinischen Namen *Calendula* eingebracht hat. In der christlichen Symbolik steht sie als Sinnbild der Erlösung. Pfarrer Sebastian Kneipp (1821–1897) hielt die Pflanze für einen Wetteranzeiger: «Die Ringelblume hat etwas Gescheites. Wenn sie morgens nach sieben Uhr geschlossen ist, dann regnet es gewiss noch an diesem Tag, geht sie aber zwischen sechs und sieben auf, dann regnet es sicher nicht.»

Ringelblumentinktur

* frische Ringelblumenblütenblätter
* 1 l Branntwein, klar (45%)

Tinkturen ziehen schneller in die Haut ein als Öle. Die Ringelblumenblüten werden in eine Flasche gefüllt und mit dem Branntwein übergossen. Das Ganze bleibt sechs Wo-

124

chen verschlossen an der Sonne stehen und wird ab und zu geschüttelt. Nach der Zeit abseihen.

Bei Venenentzündungen, Quetschungen und wund gelegenen Stellen die betroffenen Körperstellen mit der Tinktur einreiben. Sebastian Kneipp empfiehlt sie auch bei Krampfadergeschwüren.

Johanniskrautöl

* frische Johanniskrautblüten
* kalt gepresstes Olivenöl

Füllen Sie frische Johanniskrautblüten in eine Flasche, bis diese fast voll ist. Geben Sie kalt gepresstes Olivenöl hinzu. Stellen Sie die verschlossene Flasche sechs Wochen an ein Sonnenfenster und schütteln Sie sie ab und zu. Dann können Sie das Öl abseihen. Es sollte in eine dunkle Flasche abgefüllt oder im Schrank aufbewahrt werden.

Dieses Wunderkraut zeigt die vielfältigsten Wirkungen. Es beruhigt durch seine antidepressiven Wirkstoffe nicht nur unsere Nerven (zum Beispiel als Tee), es wirkt auch antibakteriell und durchblutungsfördernd. Seine Inhaltsstoffe eignen sich zur Behandlung von Verbrennungen ersten Grades, scharfen und stumpfen Verletzungen und bei einem Hexenschuss. Es ist ebenso heilsam bei Ekzemen und Schuppenflechte.

Johanniskrauttinktur

* frische Johanniskrautblüten
* 1 l Branntwein, klar (45 %)

Das Verfahren gleicht der Zubereitung der Ringelblumentinktur. Die Johanniskrauttinktur hilft bei Sportverletzungen wie Verstauchungen und Muskelzerrungen und wirkt beruhigend auf das Gliederzittern bei älteren Menschen.

Knoblauch-Zitronen-Kur

* 30 Knoblauchzehen
* 5 unbehandelte Zitronen
* 1,5 l Wasser

Die Knoblauchzehen schälen, die Zitronen in Würfel schneiden und beides in einem Mixer zusammen mit etwas Wasser zerkleinern. Die Mixtur mit dem restlichen Wasser in einen Topf geben, aufwallen (nicht kochen!) und wieder abkühlen lassen. Das Ganze abseihen und in Flaschen füllen. Im Kühlschrank aufbewahren.

Knoblauch senkt die Blutfettwerte und wirkt in den Blutgefäßen wie ein Putzerfisch – er reinigt die Gefäßwände und verbessert die Fließfähigkeit des Blutes. Zitrone fördert die Durchblutung, regt den Zellstoffwechsel und den Fluss der Lymphe an. Dadurch wirkt sie entgiftend und entwässernd. Täglich trinkt man ein Likörgläschen von dem Auszug, vor oder nach der Hauptmahlzeit. Schon nach drei Wochen ist eine wohlige Regeneration des ganzen Körpers zu verspüren. Nach dieser Anwendungszeit sollte man acht Tage pausieren, um dann einen zweiten dreiwöchigen Zyklus durchzuführen. Diese wirkungsvolle und sehr kostengünstige Kur kann man jedes Jahr wiederholen. Von dem hervorstechenden Geruch des Knoblauchs wird Ihre Umgebung garantiert nichts bemerken, weil die Zitronen den Geruch neutralisieren.

Übrigens: Zitronen sind stark keimtötend. Ihre Wirkung ist Weltenbummlern bei zweifelhaftem Trinkwasser bestens bekannt. Es gibt kaum ein besseres Desinfektionsmittel, wenn nichts anderes zur Hand ist – allerdings brennt Zitronensaft in offenen Wunden sehr unangenehm und eignet sich nur für die, die hart im Nehmen sind.

Tees aus Heilpflanzen

Jeden Abend servieren wir unseren Gästen zum Abendessen unseren hauseigenen Tee, mit bis zu zehn verschiedenen Kräutern. In den Sommermonaten kommt er frisch aus dem Klostergarten, für die Winterzeit halten wir getrocknete Kräuter vorrätig. Oft wurden wir von den Gästen gefragt, ob sie den Tee auch mitnehmen können, weil er so wunderbar schmeckt. Daraufhin haben wir aus den getrockneten Pflanzen verschiedene Teemischungen zusammengestellt, ausprobiert, verworfen und wieder neu komponiert, bis wir unterschiedlich gut schmeckende Tees hatten, die wir im Klosterladen anbieten.

Eine andere viel gestellte Frage ist die nach speziellen Teesorten bei bestimmten Beschwerden. Damit eine Pflanze bei einer Erkrankung helfen kann, braucht es eine gesetzlich vorgeschriebene Menge an bestimmten Inhaltsstoffen. Um Arzneimittel herstellen zu können, müssen die Heilpflanzen auf ihre Identität, die Inhaltsstoffe und die Reinheit untersucht werden und sind gemäß dem Arzneimittelgesetz zu behandeln. Die Herstellung von solchen frei verkäuflichen Arzneimitteln würde unsere Möglichkeiten weit übersteigen. In Kloster Arenberg handelt es sich bei Tee lediglich um ein Lebensmittel, es ist kein Arzneimittel. Die Wirkkraft der Heilpflanzen ist aber dennoch nicht zu unterschätzen. Zur Selbstmedikation eignen sich nur «mild wirkende» Pflanzen die bei leichten Befindlichkeitsstörungen eingesetzt werden können. Ernst zu nehmende Erkrankungen und unbekannte Symptome sollten immer von einem Arzt diagnostiziert werden, was nicht ausschließt, dass rein pflanzliche Arzneimittel zur Behandlung eingesetzt werden können.

Rezept für einen Erkältungstee

* 20 g Lindenblüten
* 20 g Holunderblüten
* 20 g Thymiankraut
* 20 g Spitzwegerichblätter
* 20 g Königskerzenblüten

Übergießen Sie zwei gehäufte TL der Mischung mit ¼ l siedendem Wasser und lassen Sie den Tee 7–10 Minuten zugedeckt ziehen. Nach dem Abseihen können Sie den Tee trinken, zirka drei Tassen pro Tag.

Lindenblüten gehören zu den ältesten bekannten Hausmitteln gegen Erkältungskrankheiten. In heißer Flüssigkeit haben sie eine schweißtreibende und körpertemperaturerhöhende Wirkung, die eine Grippe schneller «ausschwitzen» hilft. Ferner wirken die Blüten aufgrund ihrer Schleimstoffe hustenreizstillend und krampflösend. Unter Gärtnern heißt es, dass im Keller oder auf dem Dachboden ausgelegte Lindenblüten durch ihren starken Geruch Mäuse vertreiben können.

Wohlfühltee

* 35 g Pfefferminze
* 30 g Spitzwegerich
* 20 g Zitronenmelisse
* 5 g Ringelblumen
* 5 g Zitronenthymian
* 5 g Lavendel

Die Zubereitung ist wie beim Erkältungstee. Der Lavendel ist eine wunderschöne Pflanze, die nicht nur himmlisch duftet, sondern ebenso eine heilende Wirkung hat. Im Volksmund wird er auch «Nervenkräutlein» genannt; er wirkt wie ein leichtes Beruhigungsmittel, selbst dann, wenn man sich für eine Weile in der Nähe blühender und duftender Lavendelfelder aufhält. Die violette Blüte lindert Verdauungsprobleme und Blähungen, und wegen ihrer antiseptischen Wirkung wurde sie schon von römischen Legionären zur Wundheilung verwendet. Zitronenmelisse löst Krämpfe und ist beruhigend für den Magen, das Herz und die Nerven. Melissenextrakte unterstützen bei der Heilung der Lippenbläschenkrankheit (Herpes simplex).

Gute-Laune-Tee

* 35 g Minze
* 30 g Johanniskraut
* 15 g Spitzwegerich
* 10 g Schafgarben
* 5 g Zitronenminze
* 3 g Malven
* 2 g Ringelblumen

Schon das Riechen an den zerriebenen Blättern der Pfefferminze öffnet die Atemwege und lässt tiefer durchatmen. Dieses Aroma belebt und fördert klare Gedanken, Konzentration und Inspiration. Pfefferminze wirkt anregend und erfrischend wie ein kühlendes Bad in der Hitze des Sommers. Diese Heil- und Kräuterpflanze hat wunderbare Eigenschaften: Sie belebt, weckt die Sinne und macht aufmerksam. Unsere heimische Pfefferminze ist eine Kreuzung aus mehreren Minzearten. Wildformen sind beispielsweise die Krauseminze, die Waldminze und die Wasserminze. Bei der Minze, die als Tee angeboten wird, handelt es sich fast immer um die Pfefferminze. Von Walahfried Strabo stammt der Satz: «Wer alle Kräfte, Arten und Namen der Minzen vollständig aufzählen kann, der kann ebenso gut auch sagen, wie viele Fische im Roten Meer schwimmen oder wie viele Funken der Ätna auswirft.»

Wissenschaftlich bewiesen sind die krampflösende Wirkung und die Anregung der Gallenproduktion. Pfefferminzöl wird gern zum Einreiben bei Kopfschmerzen, Rheuma, Gicht und Nervenschmerzen verwendet. Pfefferminztee ist nicht geeignet für Menschen mit einem übersäuerten Magen. Er ist kein harmloser Kindertee.

Ingwer-Zitronen-Tee
(für heiße und für kalte Tage)
* 1 kleine Knolle Ingwer
* 1 Zitrone, klein geschnitten
* Wasser

Schälen Sie den Ingwer und schneiden Sie ihn in Scheiben. Kochen Sie die Ingwerscheiben anschließend mit reichlich Wasser fünf bis zehn Minuten, je nachdem, wie stark Sie das Getränk wünschen. Fügen Sie die klein geschnittene Zitrone hinzu. Süßen Sie entweder mit Honig oder Algavendicksaft (im Reformhaus zu bekommen). Der Tee ist ein Power-Drink für jene, die das scharf-würzige Aroma des Ingwers schätzen.

Es gibt im Winter kaum ein Getränk, das stärker von innen aufheizt. Und im Sommer ist es, mit Eis genossen, durstlöschend und erfrischend. Durch seine beruhigende Wirkung auf Magen und Darm wird Ingwer vorbeugend gegen Reisekrankheit, vor allem gegen die Seekrankheit eingenommen.

Räuchern, Inhalieren und Baden

Alle großen Weltkulturen kennen jahrtausendealte Duftstoffe. Eine sehr alte und noch heute aktuelle Anwendung ist das Räuchern zu kultischen und medizinischen Zwecken.

Am Anfang des Räucherns war das Feuer. Es wärmte, schützte und spendete Licht, und es wurde als Geschenk der Götter angesehen. Sein Rauch stieg sichtbar in himmlische Höhen und wurde dazu benutzt, den Göttern Botschaften zu überbringen, ihnen Dankbarkeit zu erweisen und Gebete und Bitten an sie zu richten. Man verwendete bei diesem Tun nur bestimmte Harze und Kräuter. Ihr Duft sollte die Anliegen unterstützen und die Götter gütig stimmen, Wünsche zu erfüllen. Weise Frauen verwendeten Beifuß-Räucherungen, um Geburten einzuleiten und Schmerzen zu lindern. Von Sebastian Kneipp wissen wir, das er mit Wacholder die Stuben der Cholerakranken ausräucherte, um die gesunden Menschen vor einer Ansteckung zu schützen.

Es gibt verschiedene Möglichkeiten des Räucherns. Harze können in einem Räuchergefäß direkt auf glühender Kohle abgebrannt werden, verschiedene Räucherstäbchen oder -kegel sind in einfachen feuerfesten Haltern oder Ständern erhältlich, auch zusammengebundene Kräuterstängel können in Räumen herumgetragen und der Rauch verwedelt werden. Achten Sie darauf, dass Sie eine feuerfeste Unterlage haben, damit eventuell abfallende Glut keinen Brand entfacht. Bei der Auswahl ist es am besten, sich von der Nase leiten zu lassen, allgemein ist es angenehmer und wirkungsvoller, Räucherwerk ohne zusätzliche Aromastoffe oder Parfumzusätze zu verwenden. Ob aus medizinischen Gründen oder zur Meditation – allein das kleine Ritual der Vorbereitung und des Anzündens kann ein feierlicher Moment innerer Sammlung sein. Sandelholz ist zum Beispiel ein Duft, der beruhigt und beim Loslassen hilft, der Frieden ins Herz bringt. Salbei wirkt reinigend für die Atemwege und macht auch den Kopf klar.

Weihrauch wird in der katholischen Liturgie, vor allem in der Eucharistiefeier und in der Vesper, verwendet. Ursprünglich diente der starke Geruch des Balsamgewächses der Luftverbesserung und entfaltete seine antibakterielle und entzündungshemmende Wirkung, wenn sich viele Menschen in kleinen Räumen zum Gebet zusammendrängten, zu Zeiten, in denen man sich noch nicht täglich (und nicht einmal wöchentlich) wusch. Auch in der modernen Medizin ist Weihrauch als Arzneimittel anerkannt, beispielsweise bei Rheumaerkrankungen. Von der heiligen Hildegard ist überliefert, dass sie den Weihrauch nicht nur in der Kirche abbrannte, sondern auch zu Heilzwecken verwendete. Besonders bei beginnendem Schnupfen ist eine Weihrauchinhalation sehr wirkungsvoll:

✳ Nehmen Sie 2 bis 3 Körner weißen Weihrauch. Verräuchern Sie diese auf der heißen Ofenplatte oder in einem feuerfesten Gefäß auf glühender Räucherkohle. Inhalieren Sie vorsichtig den starken Geruch und halten Sie ihn einige Sekunden im Körper. Anschließend atmen Sie langsam wieder aus.

Balsamgewächse werden in allen Religionen auch wegen ihrer spirituellen Bedeutung geschätzt. Der kräftige Duft hält nach der Überlieferung das Dunkel fern. Der feine aufsteigende Rauch gilt als Zeichen des Wehens von Gottes Geist und kann unsere Gedanken in den Himmel emporheben, er öffnet unseren Kopf dadurch für das Erhabene. In der Bibel, im Psalm 141, heißt es: «Wie ein Rauchopfer steige mein Gebet vor dir auf.»

In unseren Gottesdiensten werden der Altar und die eucharistischen Gaben, Brot und Wein, das Evangelienbuch, der Priester, alle Gläubigen, das Kreuz und die Osterkerze beweihräuchert. Dadurch wird zum Ausdruck gebracht, dass der Mensch eine Geist-Leib-Seele-Einheit ist. Weil Gottes Wort in Jesus Christus Mensch geworden ist, drückt sich auch der Gottesdienst leiblich aus und spricht zu allen Sinnen.

Wacholder wurde in alten Kulturen als heilig verehrt. Sein Holz, die Spitzen und die Beeren eignen sich im medizinischen Bereich besonders gut für die Rekonvaleszenz, um Menschen und Räume mit neuer Lebensenergie zu beschenken. In der Meditation macht Wacholder wach und stärkt die Aufmerksamkeit und Konzentration.

Thymian wirkt kräftigend und stärkend. Es heißt, er könne unseren Willen und unser Selbstvertrauen stärken. Sein warmer und starker Duft vermag innerlich zu wärmen. Er unterstützt uns in Krisenzeiten, wenn unser Durchsetzungsvermögen besonders gefragt ist.

Beifuß ist eine Pflanze aus der Familie der Korbblütler, ihr wird eine stark reinigende Kraft zugesprochen. Der Rauch von Beifuß hat eine entspannende, wärmende und beruhigende Wirkung. Als Abendräucherung zusammen mit anderen Kräutern wirkt er schlaffördernd und kann helfen, eigene Heilkräfte zu aktivieren. Im Innenleben eignen sich Beifußräucherungen für Situationen, die eine Entscheidung erfordern. Sie können helfen, das Alte zurück- und auch loszulassen.

Fichtenharz wurde lange Zeit als kostengünstiger Ersatz für den teuren Weihrauch gebraucht. Fichtenharz wirkt keimtötend und kann somit die Raumluft desinfizieren. Es verströmt beim Räuchern einen kräftigen, grünen, waldigen Duft, zudem wirkt es stärkend und aufbauend, der Rauch dient als Schutz vor störenden Einflüssen und hilft, innere Ruhe zu finden.

Tannenharz hat einen balsamischen, grünen Duft, auch er reinigt und verbessert die Luft. Man räuchert damit Krankenzimmer, um die Kraft zur Gesundung des Patienten zu stärken. Tannenduft kräftigt die Nerven, macht mutig und psychisch widerstandsfähig.

Inhalieren bedeutet normalerweise nicht, Rauch einzuatmen, sondern Wirkstoffe über warmen Wasserdampf aufzunehmen, wenn der «Kopf zu» ist sowie bei Erkrankungen der Atemwege. Für Inhalationen eignen sich Heilpflanzen, deren Inhaltsstoffe sich im Wasserdampf lösen. Am bekanntesten ist wohl die Kamille (bei Schnupfen), aber auch die Inhaltsstoffe von Pfefferminze (bei Kopfschmerzen), Eukalyptus, Kiefer- und Fichtennadeln (bei Erkältungen) eignen sich für Wasserdampf-Inhalationen. Sie haben die Möglichkeit, die Pflanzenteile (Kraut, Blüten, Blätter) in eine Schüssel zu geben und mit kochendem Wasser zu übergießen oder aber das reine ätherische Öl einer Pflanze hinzuzugeben. Dazu genügen etwa fünf bis sieben Tropfen pro Anwendung. Beugen Sie den Kopf über die Schüssel und bedecken Sie ihn mit einem Handtuch. Legen Sie das Handtuch so an, dass der heiße Dampf nicht darunter entweichen kann. Gleichzeitig sollten Sie darauf achten, dass Sie das Gesicht nicht zu nah über die Wasseroberfläche halten, um Verbrennungen zu vermeiden. Atmen Sie sowohl über die Nase als auch über den Mund tief ein. Danach halten Sie die Luft ein wenig an und atmen rasch aus. Waschen Sie nach der Anwendung

Ihr Gesicht mit lauwarmem Wasser und gönnen Sie sich anschließend eine Ruhezeit.

Ein altbewährtes und wirksames Heilmittel in der klösterlichen Tradition ist auch das Baden. Bereits der mittelalterliche Theologe und Dominikaner Thomas von Aquin pflegte zu sagen: «Wenn du traurig bist, nimm ein Bad.» Kräuterbäder wirken entlastend und entspannend, zum einen durch die Temperaturreize und zum anderen durch die Heilpflanzenzusätze in Form von Ölen, Extrakten und Suden. Außerdem pflegt es die Haut und fördert die Beweglichkeit der Gelenke. Nicht für jeden ist ein solches Bad geeignet. Menschen, die unter Herz-Kreislauf-Störungen leiden oder einen Herzinfarkt hatten, sollten vor derartigen Badeanwendungen ihren Arzt befragen.

Um den Kreislauf nicht zu stark zu belasten, eignet sich eine Wassertemperatur von 35 bis 38 Grad Celsius. Die optimale Raumtemperatur liegt bei 20 Grad. Nach zehn bis zwanzig Minuten sollten Sie das Bad beenden und sich nach dem Abtrocknen eine Stunde Ruhe im Bett gönnen, damit die Wirkstoffe in einem entspannten Zustand ihre Wirkung entfalten können.

Zusätze wie Thymian, Eukalyptus oder Fichtennadeln eignen sich besonders gut, um einer Erkältung vorzubeugen. Entspannend und beruhigend wirken Öle oder Sude aus Lavendelblüten, Melissenblättern oder Hopfen. Solche Bäder eignen sich zu später Stunde auch hervorragend für eine angenehme Nachtruhe. Fichtennadel, Rosmarin und Wacholder hingegen regen den Kreislauf an und beleben. Entzündungshemmend wirken Kamillenblüten und Rosskastanie. Für den Sud übergießen Sie frische Blüten oder Blätter mit kochendem Wasser und lassen das Ganze zehn Minuten ziehen. Dann seihen Sie die Kräuter ab und geben den Sud ins Badewasser.

Spezialitäten von Kloster Arenberg

Im Rahmen der Rezepte möchte ich Ihnen gern noch einige gesunde Kostbarkeiten verraten, die sich bei uns großer Beliebtheit erfreuen. Einige davon stellen wir bei den Angeboten vor, die während der Sommermonate im Kräuterhaus stattfinden:

Kräuter-Vital-Drink

* 1 l Buttermilch
* 8 EL frisch gehackte Küchenkräuter
* Zitronensaft nach Geschmack
* Salz und Pfeffer
* Radieschen

Geben Sie die gehackten Küchenkräuter in die Buttermilch und schmecken das Getränk mit Salz, Pfeffer und Zitronensaft ab. Die Radieschen werden in Scheiben geschnitten und zum Dekorieren verwendet. Dieser Drink macht fit und gibt einen Vitamin- und Mineralstoffschub.

Spitzwegerichsuppe

* 250 g Kartoffeln
* 500 g Spitzwegerich
* 2 EL Butter
* 1 l Fleischbrühe
* ¼ l Sahne
* Salz und Pfeffer
* Schnittlauch

Kartoffeln schälen, waschen und in grobe Würfel schneiden. Den Spitzwegerich ausputzen, waschen und in Streifen zerkleinern. Butter in einem Topf erhitzen und Kartoffeln und den Spitzwegerich darin 4–5 Minuten dünsten. Das Ganze wird mit Fleischbrühe aufgefüllt und gewürzt. Lassen Sie die Suppe 20–30 Minuten köcheln, bis die Kartoffeln gar sind. Anschließend wird die Suppe püriert. Zum Schluss fügen Sie die Sahne hinzu und schmecken das Ganze ab.

Grüne Brötchen

* 500 g Mehl
* 1 Packung Backpulver
* ½ TL Salz
* 100 g Butter
* ¼ l Milch
* 2 Hände voll Kräuter

Mehl, Salz und Backpulver miteinander vermengen. Die Butter in Flöckchen darübergeben. Die Kräuter waschen, abtropfen lassen und zerkleinern, anschließend mit der Milch pürieren und mit den übrigen Zutaten zu einem geschmeidigen Teig verarbeiten (eventuell Milch oder Mehl dazugeben). Den Teig teilen, zwei längliche Rollen formen und daraus die Brötchen schneiden. Die Stücke auf ein mit Backpapier ausgelegtes Backblech legen und im vorgeheizten Ofen bei 200 Grad 20–25 Min. backen.

Kräuterbowle (für heiße Tage)

* 3 Stängel Pfefferminze
* 3 Stängel Fruchtsalbei
* 3 Stängel Zitronenmelisse
* 1 Stängel Zitronenverbene
* 1 Flasche Mineralwasser oder Leitungswasser
* 1 Flasche Apfelsaft

Sie können auch andere Kräuter verwenden, je nach Ihrem Geschmack. Die Kräuter waschen und zerkleinert in eine Kanne geben, mit Wasser und Apfelsaft aufschütten. Über Nacht kühl stellen. Die Kräuter abschütten und das Ganze je nach Geschmack mit Zitrone verfeinern. An heißen Tagen kühlen einige Eiswürfel mit eingefrorenen Borretschblüten die Bowle zusätzlich – und wirken zudem sehr dekorativ. Ein köstliches, durstlöschendes Erfrischungsgetränk.

Holunderblütengelee

* 24 Holunderdolden
* 2 Zitronen
* 1,5 l Apfelsaft
* 500 g Rohrzucker
* 20 g Konfigel (Geliermittel aus dem Bioladen)

Holunderblüten in Apfelsaft einlegen und die in Scheiben geschnittenen Zitronenscheiben dazugeben. Das Ganze vierundzwanzig Stunden ziehen lassen und dann abseihen. Den Saft in einen Topf geben, Konfigel und Zucker einrühren und alles zum Kochen bringen. Drei Minuten kochen lassen und anschließend in Geleegläser abfüllen. Kühl aufbewahren, da Konfigel keine Konservierungsstoffe enthält.

Der Holunderstrauch war bei den Germanen ein heiliger Lebensbaum. In vielen europäischen Ländern galt er als Wohnsitz der Frau Holle, einer ursprünglich den Menschen freundlich gesinnten Göttin, und er wurde von den Bauern verehrt. Der Holunder vereint alle Gegensätze in sich: Die Blüten sind weiß, die Früchte dagegen schwarz, rohe und unreife Beeren sind giftig, gekocht hingegen sind sie heilend. Der Baum ist schwer, zieht in die Tiefe, sein Holz jedoch ist leicht und luftig. Der Holunder hat eine enge Verbindung zu den Erdkräften. Unter ihm stehend, beschenkt er uns mit

Gelassenheit, Stärke und Hoffnung. Die Beeren und Blüten wirken bei beginnender Erkältung schweißanregend, ebenso sind sie harntreibend und blutreinigend. Beachten Sie, dass die Beeren und der Saft gekocht werden müssen, da sie sonst Bauchkrämpfe und Durchfall auslösen.

Unser Lebensgarten

Die Jahreszeiten sind für mich ein Sinnbild unseres menschlichen Lebens. Die Geburt kommt dem Frühling gleich, dem Erwachen ins Licht der Welt. Plötzlich ist auch im Klostergarten das neue Leben da. Etwas Sonne, ein wenig Wärme und schon fängt es an, überall zu grünen. Die Knospen werden dick und voll und springen über Nacht auf. Wenn die ersten Spitzen draußen sind – wenn das Kind geboren ist –, geschieht das weitere Wachstum fast explosionsartig. Alles hat den Geschmack von Frische. Das Hellgrün der Bäume öffnet uns das Herz. Nach wenigen Wochen können wir uns nicht mehr vorstellen, wie es ohne dieses neue Leben war. Dennoch ist nicht von Anfang an alles fertig. Der Duft der Pflanzen fehlt noch. Erst mit der Sonne und der Wärme werden die Pflanzen von Monat zu Monat geschmackvoller und geruchsintensiver. Bei der menschlichen Entwicklung geschieht etwas Ähnliches: Je mehr menschliche Wärme, Freude und Zuwendung ein Kind erfährt, desto besser entwickelt es sich. Wie die Pflanze Sauerstoff und Wasser, so braucht auch das Kind tägliche Nahrung und Pflege. Die Sonne der Liebe ist es, die ihm Nahrung für die Seele schenkt, und die Seele ist es, die uns zu Menschen macht.

In jungen Jahren scheint uns nichts unmöglich – die Werbung würde diese Blütezeit des Menschen gern als «ewige Jugend» bewahren: schön, makellos, scheinbar unsterblich, in immerwährender Hoch-Zeit. Die Schöpfung lehrt mich eine andere Weisheit: Die Blüte macht noch keinen Apfel. Dazwischen liegen lange Monate des Reifens. Stürme kommen und Fröste, Schäden werden sichtbar, Krankheiten am Baum des Lebens. Wir können die Kraft der Jugend nicht festhalten.

Für die heilige Hildegard war das Grün des Frühlings eine stark regenerierende Kraft. Vor allem Menschen mit überanstrengten Augen rät sie zu folgender Übung: «Es soll der Mensch hinausgehen auf eine grüne Wiese und sie so lange anschauen, bis seine Augen wie vom Weinen nass werden: Das Grün dieser Wiese nämlich beseitigt das Trübe in den Augen und macht sie wieder sauber und klar.»

Im Sommer werden wir erwachsen und erleben eine Zeit der Fülle. Bei den Kräutern ist im Frühsommer schon Erntezeit. Die leuchtenden Farben von lila Malven und Lavendel, gelben Königskerzen, orangefarbenen Ringelblumen und das satte Grün der Minzen und Melissen zeigen für mich den Überfluss. Im Sommer unseres Lebens bringen wir unsere Gaben und Talente zum Blühen, wir gründen vielleicht eine Familie, machen Karriere, schreiben ein Buch – die Schaffenskraft ist ausdauernd und intensiv. Die Tage sind lang und warm, der Duft des Gartens schwebt wie eine Symphonie der Gerüche in der Luft. Der Spätsommer riecht feucht am Morgen und bringt milde Wärme über Mittag. Altweibersommer nennen wir diese Jahreszeit.

Dann, eines Morgens, erwache ich und nehme einen neuen Geruch wahr. Der erste Nebel liegt über dem Kräutergarten. Er kam ganz unverhofft. Erinnerungen werden wach, Kindheitserinnerungen: die Kühle des Nebels in den Weinbergen, bevor die Sonne langsam durchkommt. Wenn die

Nebel sanken, wurde der Tag schön. In dieser Zeit unseres Lebens werden viele sich erstmals bewusst, dass wir sterblich sind. Unsere Zeit im Garten wird enden. Vielleicht wollen wir das nicht wahrhaben und stürzen mit vollen Segeln in die Midlife-Crisis. Vielleicht halten wir auch inne und ziehen Bilanz. Schauen auf unseren Garten, wie er geworden ist. Von da an erscheint uns der Sonnenschein nicht mehr selbstverständlich, sondern jeder Tag wird zum Geschenk.

Der Herbstgeruch ist fruchtig und voll. Er bringt eine Reife, die ein Vorgeschmack des Abschiednehmens ist. Zugleich kommt etwas Sterbendes hinein. Im Kloster ernten wir als Letztes die Fenchelfrüchte. Was gewachsen ist, gelangt zu seiner Vollendung. Jeder Sonnenstrahl ist jetzt kostbar und bringt die Schönheit des Gewordenen ans Licht. Die Farbenpracht der herbstlichen Wälder ist wie ein Abschiedsfest vor der langen, dunkleren Jahreszeit. Der Herbst sagt uns auch, dass das Alter keine graue und trostlose Zeit sein muss. Älter werdend, finden wir die innere Gelassenheit, uns nicht mehr so stark nach den anderen zu richten oder über das Äußere zu definieren. Wir können unsere eigenen Farben leuchten lassen. Zufriedenheit breitet sich aus im Herbst, die Fülle der Erfahrungen und die reiche Ernte an Kräutern und Früchten lassen mich dankbar zurückschauen.

Ich selbst habe die Lebensmitte überschritten. Den ersten Herbstnebel habe ich bereits wahrgenommen: Vergesslichkeit, schnellere Ermüdung, viele graue Haare. Über den Winter meines Lebens habe ich noch nicht sehr viel nachgedacht. Ich liebe den Augenblick und hoffe, dass das mit zunehmendem Alter so bleiben wird. Die Tage sind nun kurz, die Natur gibt uns vor, zu ruhen, uns zurückzuziehen unter warme Dächer und uns neue Reserven zuzulegen. Die Tiere und Pflanzen machen es klüger als wir: Nachdem sie ihre Lebenskräfte voll eingesetzt haben, gönnen sie sich im

Winterschlaf eine ausgiebige Ruhephase. Seit wir Menschen jedoch die Technik erfunden haben, lassen wir uns von ihr bestimmen. Da kommen keine Sommer- und Winterzeiten mehr vor. 365 Tage im Jahr sind wir voll beschäftigt und scheinen immerfort am Rad zu drehen, am Mühlrad oder am Hamsterrad, je nachdem.

Der Winter ist auch eine Zeit des Sterbens. Die Blüten sind verwelkt, die Bäume stehen nackt da. Alles ist reglos still. Die Natur stirbt, aber sie ist nur scheinbar tot. Insgeheim und im Verborgenen sammelt sie Kräfte für das neue Leben. Unser christlicher Glaube enthält eine ähnliche Botschaft. Wir glauben nicht, dass mit dem Sterben alles zu Ende ist. Dieser Körper wird aufhören zu sein, aber meine Seele wird weiterleben – ewig. So vollzieht die Natur ihren Rhythmus. Alles ist wie ein Kreis, der sich in ewigem Gleichklang öffnet und wieder vollendet.

In den Zyklen der Natur, im ewigen «Stirb und werde» ahnen Sie vielleicht etwas von Gottes Atem, von seiner Kraft und Tiefe. Im Wind können wir spüren: Alles atmet. Es atmet in uns, wir werden geatmet ... Der Kreis unseres Lebens beginnt mit dem ersten Einatmen, und er schließt sich mit dem letzten Ausatmen. Können Sie sich vorstellen, wie der leise Wind Gottes Sie trägt? Sein Hauch atmet in uns. Er weht uns hinaus, macht uns lebendig, spielt mit uns und erhält uns am Leben. Dann atmet er uns ein, zieht uns zu sich zurück, in sich hinein. Ihr Atem fließt zusammen mit dem Wind in Gottes Atem. Sie sind in Gott, und Gott ist in Ihnen.

Jeder Tag hat einen Morgen, einen Mittag, einen Abend. Noch heute treffen sich Männer und Frauen in den Klöstern früh am Morgen, am Mittag und am Abend und beginnen die jeweilige Tageszeit mit einem Lobgesang auf den Schöpfer. Wir halten inne und besinnen uns darauf, dass unser Tun und unser ganzes Dasein aus der Hand Gottes kommen. Die Tagesordnung in den Klöstern will dem Menschen eine Hilfe sein, sich einzulassen in den Rhythmus der Natur mit ihren verschiedenen Jahres- und Tageszeiten. Jede Tageszeit hat eine Botschaft an uns: Der neue Morgen graut, und ich erwache – es ist ein immer neues Wunder.

Der Tag beginnt, erst einmal unscheinbar, farblos, unbedeutend. Was will uns der Übergang zum hellen Tag sagen? Was vor mir liegt, ist nur in seinen Umrissen zu erkennen. Ich ahne die festen Konturen der Dinge, aber sie haben sich noch nicht deutlich gezeigt. Alles fließt noch. Wie der neue Tag, so ist auch oft eine neue Situation in meinem Leben nur in ihren Umrissen zu erkennen. Manch neuer Tag macht uns Angst, so wie eine neue Situation Angst machen kann. Vielleicht weckt der neue Tag aber auch unsere Neugier und Spannung, weil wir Gutes von ihm erwarten – es kommt auf unsere Haltung an. Der Tag nimmt mit jeder Stunde mehr Farbe an, die Konturen werden klarer, ich muss Entscheidungen treffen. Meine Aufgaben werden deutlicher, auch sie können Farbe erhalten. Meine ganze Frische und Tatkraft liegt im Vormittag, ich setze meine Pläne um und verwirkliche meine Ideen.

Am Mittag braucht es eine Pause zum Innehalten und Ruhen, zum Zurückschauen und Neuausrichten. So auch am Mittag unseres Lebens. Der Nachmittag bringt zunehmende Müdigkeit und kündigt das Ende des Arbeitstages an. Die Hauptarbeit ist getan, Entschlüsse sind nicht mehr unbedingt vonnöten, ich kann das Werk vollenden und ausklingen lassen. Der Nachmittag mündet in den Abend. Ruhezeit, das Tagwerk liegt hinter uns, wir ziehen Bilanz und staunen über das, was war. Zufriedenheit oder Unzufriedenheit mit dem Leben relativiert sich am Abend, wenn wir den Überblick über das Gewesene gewinnen und dann alles gehen lassen. Gelassenheit stellt sich ein. In der Nacht erfahre ich das Schweigen, jene Dunkelheit und Stille, in der der Schlaf zu Hause ist.

Hören wir die Stille! Sie breitet sich in samtener Dunkelheit um uns aus. Die Nacht bringt den Frieden, die Rast für den müden Körper, den aufgescheuchten Geist und die ruhelose Seele. Wir dürfen und sollen uns in der Nacht erholen. Im Schlaf vertiefe ich mich in die Stille der Nacht hinein, und zugleich ist er für mich ein Sinnbild des Todes: Ich lasse mich los – überlasse mich dem Schöpfer.

Nehmen Sie sich am Abend die Zeit, das Gewesene noch einmal vor dem inneren Auge Revue passieren zu lassen. Führen Sie dabei nicht innere Diskussionen mit sich selbst, was richtig gewesen ist und was falsch. Wenn etwas schiefgelaufen ist, akzeptieren Sie es, Sie können es nicht rückgängig machen. Morgen ist ein neuer Tag. Verabschieden Sie bewusst die Probleme, lassen Sie offene Fragen entschieden hinter sich oder bitten Sie um einen klärenden Traum während der Nacht. Verabschieden Sie auch die Menschen, die Ihnen begegnet sind – im Guten oder im Bösen –, und ziehen Sie sich zur Nacht in Ihren inneren, privaten Raum zurück, in Ihre Klausur. Inneres und äußeres Alleinsein ist etwas sehr Kostbares und vermag uns feinfühliger und hellhöriger zu machen.

Was macht den Gärtner aus?

Der Gärtner lauscht, spürt, schaut, riecht und schmeckt die Natur um sich herum. Er braucht Geduld. Er muss wachsen lassen und zuschauen können, er muss bereit sein, vom Garten zu lernen. Der kleine Weltgarten ist auf den Menschen

144

und der Mensch auf den Garten angewiesen. Die jüdisch-christliche Heilsgeschichte beginnt nicht nur in einem Garten, sondern erfüllt sich auch dort: Während sich die Gräber Adams und Evas und ihrer Nachkommen außerhalb des Paradiesgartens befinden, ist das Grab Christi in einem Garten, aber es ist offen und leer. Im Garten vollzieht sich die Verwandlung vom Leben zum Sterben und umgekehrt, vom Tod zum Leben. Vegetative Prozesse mit ihrer Rhythmik von Werden und Vergehen sind ein Gleichnis für Tod und Auferstehung: Ein Samenkorn, das in die Erde fällt, muss sterben, um Frucht zu tragen.

Wir wissen heute mehr denn je, wie notwendig, wie *notwendend* es für den Erhalt der Schöpfung ist, achtsam mit ihr umzugehen. Es braucht wieder Menschen, die ganz Ohr sind, die zuhören, was uns die Natur zu sagen hat. Die Stimme der Natur ist häufig lautlos, und wir müssen uns Zeit nehmen, ihre Botschaft zu verstehen. Das können wir nicht mit unserem Verstand allein. Die Natur ist einfach da und geschieht. Wir stehen in ihr, leben in ihr, haben Anteil an ihr mit allen unseren Sinnen. Ob Baum oder Grashalm, Blume oder Dornenstrauch, alles Lebendige erwächst aus einem winzigen Samenkorn.

Das ist allem gemeinsam: Der Anfang ist klein. Er ist winzig, unscheinbar, leicht zu übersehen und höchst gefährdet. Wer das Samenkorn nicht wahrnimmt, läuft Gefahr, es zu verlieren. So ist es auch in meinem Inneren: Wenn ich eine winzige, fast unscheinbare Regung meines Herzens überhöre, kann es mir passieren, dass ich eine wichtige Erfahrung nicht mache, weil genau diese Wahrnehmung wichtig dafür gewesen wäre. Deshalb ist Stille so wichtig. In ihr hören wir das Leise, das Unscheinbare.

Jeder Neubeginn im Verlauf unseres Lebens kündigt sich mit einem feinen, leicht überhörbaren Impuls in uns an. Es kann eine stille Regung des Herzens sein, die zur Sehnsucht heranwächst. Und wie ein Samenkorn im Garten für sein Wachstum in die dunkle Erde gelegt wird, wo es feucht und warm in der Dunkelheit herankeimt, so geschieht auch inneres Wachstum, fast unsichtbar und ohne dass es nach außen tönt. Wir brauchen das Wasser der Lebensbejahung und die Wärme des Vertrauens, um gedeihen zu können.

In Ihrem inneren Garten gibt es einen besonders fruchtbaren Ort. Dort scheint die Sonne, die Erde ist fett, Wasser ist genügend vorhanden. An diesen Platz legen Sie den Keim Ihrer Sehnsucht in die Erde. Was ist das Wichtigste im Leben? Welche Sehnsucht zieht sich durch Ihr Dasein, von Kindheit an? Hüten und bewahren Sie diesen Keim in Ihrem Herzen. Schauen Sie immer wieder nach ihm – und vertrauen Sie der gütigen Macht, die liebevoll alles ins Leben bringen kann.

Wo scheinbar nichts passiert, kann in der Tiefe jedoch viel geschehen. Die Sehnsucht zu wachsen ist stärker als jeder Widerstand, der uns in bequemen Sicherheiten zurückhalten will. Einmal habe ich entdeckt, wie sich ein Gänseblümchen durch den Riss einer dicken Teerschicht hindurchkämpfte. Unfassbar, wie der Samen so stark werden konnte, dass das zarte Blümchen durch die Kruste des Asphalts hindurchblühte. Unbeirrbar wuchs und entfaltete sich der Keim und wurde zu dem, wozu er bestimmt war, ein Gänseblümchen. Dieses Erlebnis lehrte mich, dass Leben stärker ist als jede Härte, als jede Mauer, als jede Gewalt. Stärker als der Tod! Eine wortlose Botschaft.

Heute sehe ich die Erde aber auch sehr bedrängt und in Not. Der Mensch hat zu stark und zu respektlos in die natürlichen Zyklen und Prozesse des Blauen Planeten eingegriffen, ohne sich über die komplexen Folgen seines Tuns im Klaren zu sein. Wenn Gott Adam und Eva den Auftrag gibt: «Macht euch die Erde untertan», dann hat er sicherlich nicht gemeint, dass wir das Land, die Luft, das Wasser und uns selbst vergiften sollen. Anstatt die Schöpfung zu behüten, erleben wir ein weltweites Artensterben von Tieren und Pflanzen. Wir überzüchten unsere Nahrungsmittel in Massentierhaltungen und gigantischen Monokulturen. Auf der einen Seite der Welt werden die Regenwälder abgeholzt. Auf der anderen Seite der Erde breiten die Wüsten sich aus. Wie lange können wir noch vorgeben, das hätte nichts mit uns zu tun, auch nicht mit unserer Seele?

Die stetige Klimaveränderung, die Überschwemmungen, und Wirbelstürme der letzten Jahre verstehe ich als Schmerzensschreie einer misshandelten und sich wehrenden Natur. Wir müssen keine Propheten sein, um diese Botschaft zu verstehen. Ich lerne sehr viel aus den Texten, die von Indianern überliefert sind. Diese Völker und Stämme waren sich bewusst, ein Teil des großen Ganzen zu sein, sie lebten ehrfürchtig und achtsam mit allen Tieren und Pflanzen zusammen. Ich habe den Eindruck, sie hörten, horchten, gehorchten den inneren Gesetzen der Natur. Sie taten nichts, was die natürlichen Rhythmen der Erde gestört hätte. Ein Häuptling der Sauks sagte: «Tötet nicht die Bäume, macht nicht das Wasser unserer Flüsse trübe. Reißt nicht das Eingeweide unserer Erde auf. Sonst werden die Flüsse und Bäume weinen.» Und von einem Hopi-Indianer stammen diese Sätze:

Ich bin das Land.
Meine Augen sind der Himmel.
Meine Glieder sind die Bäume.
Ich bin der Fels, die Wassertiefe.
Ich bin nicht hier, um die Natur zu beherrschen.
Ich bin selbst Natur.

Nur aus den Parabeln und modernen Märchen kennen wir ein Messen der Tiere oder Pflanzen untereinander. In Wirklichkeit vergleicht sich die Natur nicht miteinander. Jede Pflanze, jedes Tier ist einzigartig, unverwechselbar, mit einer persönlichen Aufgabe und Bestimmung, mit seiner je eigenen Schönheit. Selbst die Pflanzen derselben Gattung sind in sich Individuen. Davon können wir Menschen lernen. Es gibt keinen Menschen, der dem Vergleich mit mir und mit Ihnen standhält. Jede und jeder von uns ist einzig und einmalig geschaffen, mit unserer je eigenen Schönheit. Auch wir haben unsere Aufgabe und Bestimmung, und aus dem einen Samenkorn mag ein Gänseblümchen werden, aus einem anderen ein großer Baum. Jeder Baum, jede Pflanze kommt in die Blüte, bringt Früchte hervor, die wiederum Samen enthalten. So auch unser Leben. Wir werden erwachsen, blühen, reifen und zeugen neues Leben. Das gilt auch für Menschen, die keine leiblichen Kinder gebären.

Jede Frau und jeder Mann wächst, blüht und ist dazu bestimmt, auf seine oder ihre Weise Früchte zu tragen. Die Wüstenväter und Wüstenmütter sind dafür ein lebendiges Beispiel. Ihr Leben in der Kargheit, fern aller Ablenkung, warf sie auf sich selbst zurück. Sie setzten sich dem aus, was in ihnen lebte: ihren verletzenden und zerstörerischen Kräften genauso wie ihren Gaben und Talenten. Und in der Versöhnung zwischen Gutem und Bösem reiften ihre Früchte der Weisheit.

In den vergangenen Jahren habe auch ich mich immer wieder während der Exerzitien in eine «Wüste» zurückgezogen. Für mich sind es Zeiten ohne jede Ablenkung, in denen ich mit mir allein bin. Hier begegne ich meinen Grenzen, meinen selbstzerstörerischen Eigenschaften, lerne meine Schwächen und negativen Einstellungen kennen. Aber genauso mache ich die Erfahrung, dass ich Fähigkeiten und

Begabungen habe und eine unvorstellbar große Zuneigung zum Dasein. So wuchs die zunächst diffuse Sehnsucht meiner Jugend nach Leben im Laufe der letzten zehn Jahre zu einer innigen Liebe heran. Wer, wenn nicht Gott, der alles wachsen lässt, vermag solches zu bewirken?

Mein innerer Garten ist nun bereits fast fünf Jahrzehnte alt. Natürlich habe ich irgendwann festgestellt, dass die Ernte nicht so ausgefallen war, wie ich es mir gewünscht hatte. Die Blumen, das Gemüse, die Obstbäume und der Rasen waren nicht mehr so, dass sie meinem kritischen Auge standhalten konnten. Meine Erwartungen hatten sich verändert, und ich spürte die Unzufriedenheit mit meinem Leben, so wie es war. Was konnte ich tun?

Eine gründliche Bestandsaufnahme ist ein möglicher Weg. Schauen Sie, was alles in Ihnen angelegt und vorhanden ist. Mit welchen Pflänzchen bin ich nicht zufrieden? Was möchte ich auf keinen Fall verändern, weil ich darin Leben spüre? Die Bestandsaufnahme kann noch stärker in die Tiefe führen: Was behindert meine Lebendigkeit, führt mich vielleicht in leblose Resignation, in Erstarrung? Gibt es da aus meiner Vergangenheit kranke oder für Krankheiten anfällige Wurzeln? Was steht mir zur Verfügung, um meinen Garten in einen liebevollen Ort zu verwandeln, an dem alle Kräfte ineinander fließen, ineinander spielen können? Wie gesund ist mein innerer Kern? Und was ist dieser eigentlich in mir?

Kehren wir noch einmal zurück in den Garten Eden, dorthin, wo sich der Baum des Lebens befindet. In der Mitte des Paradiesgartens steht noch ein weiterer Baum: der Baum der Erkenntnis von Gut und Böse. Gott selbst lenkt die Aufmerksamkeit von Adam und Eva zu diesem Baum, wenn er sie wissen lässt, dass sie von seinen Früchten nicht essen sollen. Bevor sie diese dennoch aßen, gab es in ihrem Leben nur Heil und vollkommen unschuldiges Glück. Sie wussten nichts von Verletzungen, von Bosheit und all den Eigenschaften, die uns das Leben mit uns selbst und anderen mitunter so unerträglich werden lässt. Scham, Schuld, Feindschaft und kriegerisches Denken waren ihnen fremd. Was brachte sie zu Fall? In der Bibel lesen wir: Die Schlange hat sie verführt, und sie sahen, dass es gut wäre, von den Früchten des Baumes zu essen.

Kennen Sie das auch? Da nehme ich in mir wahr, dass es gut wäre, etwas zu tun oder zu lassen. Die Wahrnehmung ist deutlich, wenn auch leise. Gleichzeitig gibt es eine Verlockung, mich für das Gegenteil zu entscheiden. Ich entscheide mich gegen meine innere Wahrnehmung, weil die Verlockung so reizvoll ist und mir viel mehr verspricht, als ich sonst haben würde. Es ist eine Entscheidung gegen die innere Wahrnehmung und damit gegen mein Leben – und gegen Gott, der das Leben ist. Doch wir haben das Paradies nicht verloren. Ich kann in jedem Moment zurückkehren zu der Liebe und zu der Wahrheit, die ich in mir spüre. Ich kann mich immer wieder neu entscheiden.

Diesen Weg hat mir Jesus durch seine Menschwerdung, seinen Tod und seine Auferstehung frei gemacht. Er hat mir die Liebe vorgelebt. An diese Liebe glaube ich. Die Versöhnung mit dem Vater – dem Ursprung allen Lebens – ist durch ihn von Gottes Seite aus bereits geschehen. Ich muss nur die Hand ergreifen, die er mir reicht – und mir selbst immer wieder verzeihen, dass ich das Leben in mir und um mich herum vielleicht heute nicht wahrgenommen habe, dass ich vielleicht gestern eine falsche Entscheidung getroffen habe, dass ich feindselig und nachtragend gewesen bin, dass ich glaubte, ich wüsste es besser als alle anderen, ja besser als Gott selbst.

Unsere Chance ist die Umkehr, die Versöhnung von Gut und Böse in uns. Das ist ein kostbares Geschenk, welches Gott uns zuteil werden lässt. Zugleich braucht es meine konkrete Entscheidung, damit Versöhnung möglich werden kann. Es braucht meine Entschiedenheit für das Gute, für das Leben in mir. Das Ungute und das, was das Wachstum meines Lebens verhindert, kann so angenehm, so leicht, so bequem und so verführerisch sein. Jedoch die Sehnsucht nach dem Leben ist sehr stark in mir. Ich hoffe, sie ist stark genug, dass ich nicht aufgeben will, dieses Leben zu suchen. Es ist möglich, die Ängste, das voreilige Urteilen, die Vor-Urteile aufzugeben und mich dem hinzugeben, was geschehen möchte. Denn jedes Leben ist göttliches Leben – auch das meine. Das ist der innere Kern des Menschseins.

Wunder des Regens

Die spanische Mystikerin Teresa von Avila hat es mir besonders angetan. Sie war eine durch und durch lebenspraktische und tatkräftige Frau, und sie hatte sehr viel Humor, mit dem sie immer wieder anecken konnte. Von ihr stammt das Gebet: «Erlöse mich von der großen Leidenschaft, die Angelegenheiten anderer ordnen zu wollen. Lehre mich, nachdenklich, aber nicht grüblerisch, hilfreich, aber nicht diktatorisch zu sein. Bei meiner ungeheuren Ansammlung von Weisheit erscheint es mir ja schade, sie nicht weiterzugeben – aber du verstehst, oh Herr, dass ich mir ein paar Freunde erhalten möchte.»

Teresa hatte tiefe innere Erfahrungen. In ihrer Autobiographie wird der Garten zu einem Bild der inneren Welt, der Seelenlandschaft: Sie beschreibt die einzelnen Etappen des mystischen Weges in den Symbolen des Gartens und seiner

Bewässerung. Am Anfang gleicht die Seele einem ausgedörrten Landstrich. Alle Leidenschaften, Wünsche, Gefühle und Gedanken wie Hass, Geltungsstreben, Habsucht, Missgunst, Neid oder Verwünschungen gehen in der Seele nach Belieben ein und aus. Sie überwuchern und ersticken seelische Qualitäten wie Wahrheitsliebe, Hilfsbereitschaft, Freigebigkeit, Mut oder den Sinn für Gerechtigkeit. Damit ein Mensch reifen und wachsen kann, müssen die «Unkräuter» entfernt und der Boden muss bewässert werden. Nicht nur der Leib, auch die Seele braucht Nahrung. Ihre Nahrung ist das Gebet, die Gegenwart Gottes in jedem Augenblick. Nur wenn der Mensch seine innere Härte mit dieser fließenden Gegenwart Gottes auflockert, kann das Wasser des Lebens tief in den Boden aufgenommen werden. Teresa sagt: «Der Anfänger stelle sich vor, als beginne er auf einem unfruchtbaren, mit viel Unkraut überwucherten Boden einen Garten anzulegen, an dem der Herr seine Lust haben soll. Seine Majestät selbst rodet das Unkraut und setzt gute Pflanzen ein. Als gute Gärtner haben wir dann dafür zu sorgen, dass die Pflanzen wachsen. Wir müssen sie fleißig begießen, damit sie nicht verwelken, sondern Blumen hervorbringen, auf dass unser Herr recht oft in den Garten komme, um sich zu ergötzen. Entweder schöpft man das Wasser (des Gebetes) mit großer Mühe aus einem Brunnen oder man schöpft es mit geringerer Mühe (und gewachsener Erfahrung) mittels eines Schöpfrades – oder es geschieht die Bewässerung des Gartens durch einen ergiebigen Regen, wenn nämlich der Herr selbst, ohne irgendeine Bemühung von unserer Seite, den Garten mit Wasser tränkt. Die letzte Art ist unvergleichlich besser als alle vorher genannten.»

Was Teresa von Avila hier beschreibt – in sicherlich etwas aus der Mode gekommenen und gekürzten Worten, aber dennoch sehr zeitlos –, ist die Quintessenz unseres Daseins.

Damit unser Leben gelingen kann, müssen wir unseren Teil dazu beitragen. Gleichzeitig dürfen wir getrost sein, dass der göttliche Gärtner uns dabei nicht allein lässt und uns liebevoll unterstützt, ja mehr noch: Er behält in all dem verwirrenden Ganzen unseres Lebens den Überblick und wird keine Mühe scheuen, uns das Beste angedeihen zu lassen, wenn wir mit unserem Latein am Ende sind: Er lässt es einfach regnen!

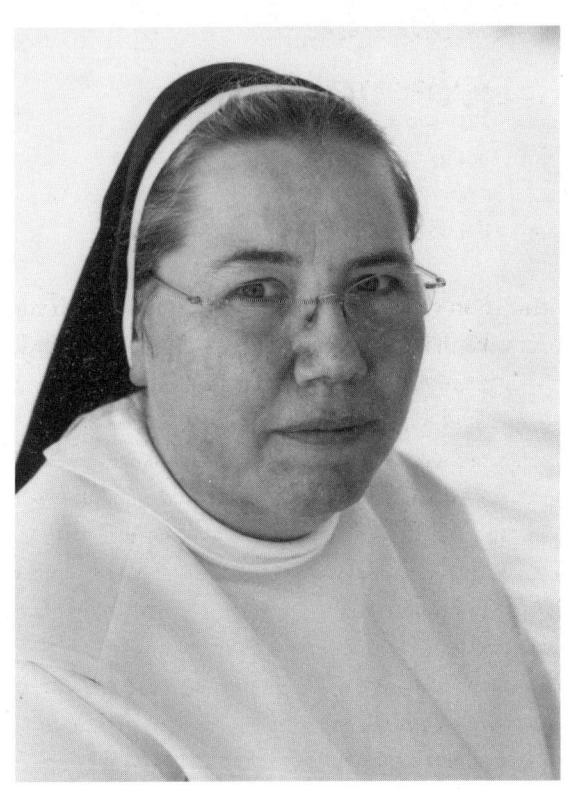

Schwester M. Andrea op
Durch den Leib
die Seele berühren

Der Weg zum Heilsein

Ich hatte schon viele Jahre im pflegerischen Bereich verschiedener Krankenhäuser gearbeitet, bevor ich in den Orden der Dominikanerinnen eintrat. Ich lernte klassische Massage, Atemarbeit und Physiotherapie. Häufig behandelte ich sehr kranke Menschen, wobei für mich der spirituelle Aspekt anfänglich nicht im Vordergrund meiner Arbeit stand. Aber ich stellte schon bald fest, dass ich viele Fragen hatte, die mit meinem funktionellen Wissen nicht zu beantworten waren. Ich konnte Schmerzen lindern, Beweglichkeit nach Unfällen wiederherstellen, Haltungen verbessern und Muskelverspannungen lösen. Doch viele Patienten hatten nach kurzer Zeit dieselben Verspannungen oder Rückenbeschwerden wie zuvor. Warum war das so? Warum waren die Wirkungen nicht nachhaltig? Mein Eindruck war: Es muss noch tiefere Ursachen und Gründe für die Störungen geben, vielleicht innere *Fehlhaltungen*, die nicht durch körperliche Diagnosen allein erfasst werden. Aber wie konnte ich über das rein Funktionelle hinausgehen? Ich wusste, wie ein Mensch aufrecht geht, aufrecht steht, ich kannte mich aus mit Muskeln, Gelenken, Statik – und ich hielt meine Behandlungspläne erfolgreich ein. Ich wusste, was ich tat. Aber wenn eine zwanzigjährige Patientin nach einem schweren Schlaganfall dachte, ihr Leben sei zu Ende, wenn sie in meinen Armen bitterlich weinte – was sollte ich ihr sagen, wie sollte ich sie behandeln, wie konnte ich ihr helfen? Diese Fragen berührten etwas *in mir*.

In einer Weiterbildung hörte ich den Satz: «Vergiss bei allen Techniken die Seele nicht.» Ich ahnte, in diesen Worten lag der Schlüssel. Doch dann war es noch ein langer Weg, bis aus den keimenden Ahnungen die Arbeit wurde, die ich bis heute in Kloster Arenberg entwickelt habe und die sich immer weiter vertieft und verändert. Viele meiner Erfahrungen verdanke ich meiner Zeit im Krankenhaus. Gerade schwerkranke Menschen lehrten mich, wie wichtig die Seele ist. Ich musste mich in sie einfühlen, sie halfen mir, zu sehen, zu fühlen, zu hören und manches intuitiv zu erfassen, was der Verstand nicht begreift. Sie waren es, die mir zeigten, die Seele nicht zu vergessen. Jene junge Patientin konnte später wieder laufen, aber nur, weil sie nach der ersten Depression daran *glaubte*, dass es möglich sein würde, und weil sie bereit war, alles dafür zu tun. Damals empfand ich es wie ein Wunder, dass Glaube tatsächlich eine innere Kraft ist, die Berge versetzen kann.

Der Weg zur Seele geht über den Leib. Einerseits wird vieles über das Funktionelle des Körpers definiert, so als wäre der Körper eine Maschine, die endlos belastbar ist. Andererseits erlebe ich häufig, wie Menschen ihren Leib gar nicht spüren, für sich selbst gar kein Gefühl haben. Ich suchte lange nach einem Weg vom Körper, den ich habe, zum Leib, der ich bin. In der Eutonie (siehe dazu nebenstehenden Kasten) bin ich während meiner Ausbildung diesen Weg selbst gegangen. Und ich lernte dabei, meinen Körper noch einmal neu wahrzunehmen. Spürte meine eigenen körperlichen Blockaden, übte ein, achtsamer mit diesen umzugehen. Es wurde mir selbst klar: Wenn ich mich wahrnehme, oder einen anderen Menschen achtsam berühre, dann wird auch die Seele wieder spürbar.

Eutonie

Das griechische Wort *Eutonie* bedeutet «gute Spannung» oder «Wohlspannung». Diese Methode wurde von der Physiotherapeutin Gerda Alexander begründet. Die Eutonie ist eine Körper-Seele-Arbeit, die den ganzen Menschen in den Blick nimmt. Ihr stärkstes Instrument ist die Achtsamkeit, in der ein Mensch lernt, seinen eigenen Körper bewusst wahrzunehmen, die äußeren und inneren Körperräume zu ertasten und zu erspüren. Diese Fähigkeit ist vielfach verkümmert oder ganz verloren gegangen. Eutonie wird heute hauptsächlich als Entspannungsmethode verstanden, obwohl ihr ursprüngliches Ziel ist, den Menschen zwischen hohen und tiefen Spannungen schwingungsfähig zu machen. Loslassen ist wesentlich in der Eutonie. Es ist ein Sichüberlassen – und zwar den in uns wirkenden Kräften. Es ist ein Erkennen der eigenen Bedürfnisse und ein Wiederfinden der in uns angelegten Ordnung. Auf diese Weise kann uns auch die Erfahrung einer höheren Ordnung mehr und mehr zugänglich werden. Eutonie arbeitet mit inneren Spürübungen und einem gezielten Druck auf Körperstellen (durch Tennisbälle, Stäbe, Schnüre etc.), die wie leichte Massagen auf einzelne Körperbereiche wirken. Eutonie ist hilfreich bei Kopf- und Rückenschmerzen, Verspannungen und Nervosität.

Ein großes Vorbild ist für mich der dominikanische Mystiker Meister Eckhart. Wie kaum ein anderer kannte er das menschliche Wesen, und er sprach immer aus seiner eigenen Erfahrung. Es inspiriert mich sehr, mit welcher Präzision und Liebe er über den Leib und die Seele des Menschen gesprochen hat, ohne den Leib abzuwerten. «Nimm dich selbst wahr», empfiehlt er all jenen, die auf der Suche sind. Die Selbstwahrnehmung ist für ihn der Anfang des mystischen

Weges zu Gott. Das hat noch heute Gültigkeit. Auch für mich ist es der Anfang des Weges zum inneren Wesen des Menschen. Hier im Kloster kann ich mich diesem inneren Weg widmen, und ich bin froh, dass es nicht mehr meine vorrangige Aufgabe ist, Patienten möglichst schnell wieder gesund zu machen. Die Physiotherapie gibt mir eine solide Basis, doch heute verbinde ich die gelernten Methoden – wenn es gewünscht wird – mit sogenannten *stillen Techniken* wie der energetischen Körperarbeit oder der achtsamen Berührung.

Für mich zeigt sich immer deutlicher: Jede Verletzung, Erkrankung, ja sogar jede muskuläre Verspannung teilt uns etwas aus unserem Inneren mit. Sehr deutlich erlebte ich es bei einer Patientin mit Bluthochdruck, die nach kurzer Zeit mit Hilfe von Medikamenten relativ stabil eingestellt war, aber nach der Entlassung aus dem Krankenhaus bald wieder unter Hochdruck litt. Es stellte sich heraus, dass es eine schwierige berufliche Situation war, die ihr wirklich Druck machte – es war ihre Seele, die schrie: «Ich halte diese Situation nicht mehr aus, hol mich hier raus!» Ich denke in solchen Situationen oft an einen Satz von Thomas von Aquin. Normalerweise bringt man den mittelalterlichen Mönch nicht mit dem Leib oder mit leiblichen Anliegen in Verbindung, aber das ist in meinen Augen eine zu einseitige Sichtweise. Er sagte einmal: «Habe das Schicksal lieb, denn es ist der Gang Gottes durch die Seele.» Es ist nicht leicht, das Schicksal lieb zu haben, wenn man krank ist, wenn man Probleme hat, die nicht lösbar erscheinen.

Die Entschlüsselung der Körperbotschaften als Seelenbotschaften ist deshalb ein wichtiges Instrument auf dem Weg der Heilung – für mich ebenso wichtig wie die medizinische Therapie, weil Heilsein mehr ist als körperliche Gesundheit. Wir können fast alles am oder im Körper reparieren, aber das allein bedeutet noch keine Gesundung. Gleichzeitig gibt es eine Gesundheit in uns, die nicht durch Krankheit kleinzukriegen ist. Dieser Ansatz ist uns wesentlich in Arenberg. Ein Mensch kann sterbenskrank, aber von innen her völlig gesund sein. Berührung macht uns auf dieses innere Heilsein wieder aufmerksam. Es gibt in jedem Menschen eine tiefe Sehnsucht, nicht allein zu sein und liebevoll berührt zu werden – um die Einheit von Leib und Seele wieder spüren zu können.

Wir suchen sie überall, diese Einheit, aber wir vermuten sie nicht in uns selbst. Ich behandelte über längere Zeit eine junge Frau mit Aroma-Massagen. Sie war überarbeitet und fühlte nun schmerzhaft die Lieblosigkeit einer jahrelangen Selbstüberforderung. Weil sie darüber weinen konnte, kam nach und nach das Erstarrte wieder ins Fließen. Sie lernte Pausen zu machen und sich weniger anzustrengen. Sie war bereit, die Botschaften der Seele ernst zu nehmen und in ihrem Alltag umzusetzen. Das sind die schönsten Momente in meiner Arbeit: wenn die lebendige Kraft in einem Menschen wieder in ihre natürliche Bewegung kommt. Dann werden die Gesichter weich, der Gang ist wieder geschmeidig, der gebeugte Rücken richtet sich auf.

Der heilige Thomas von Aquin nennt fünf einfache Heilmittel gegen Schmerzen und Traurigkeit: «Tränen, das Mitleid der Freunde, der Wahrheit ins Auge sehen, schlafen, baden». Ich finde diese Wege des Heilens schön und einfach. Für mich ist darin alles enthalten, was auch in unserem Motto «Erholen – Begegnen – Heilen» ausgedrückt wird. Hinzufügen würde ich die achtsame Berührung und die Öffnung des Herzens. Hier im Kloster habe ich die besten Bedingungen, einige dieser Heilmittel zur Verfügung zu stellen. Wir haben kein starres ganzheitliches Konzept – Ganzheitlichkeit ist für mich immer im Werden, und wir alle lernen jeden Tag etwas hinzu. So unterschiedlich Menschen sind, so anders ist jedes Mal der gemeinsame Weg. Oft kann ich Dinge natürlich nur anregen, denn die Gäste kommen und gehen wieder. Dennoch habe ich Glück: Anders als im Krankenhaus stehe ich nicht unter Leistungsdruck – für mich zielt unser Gesundheitssystem, was diesen Aspekt betrifft, ein Stück weit in die falsche Richtung. Sicherlich ist ein Weg mit dem ganzen Menschen zeitaufwendiger, und sicherlich ist er auch mit höheren Kosten verbunden – doch dieses menschliche Leben ist ein kostbares Geschenk, das vielleicht kostbarste Geschenk überhaupt. Sich auf diese wichtige Tatsache zu besinnen ist ein wesentlicher Schritt zur Heilung, die Grundlage meiner Arbeit.

Wir Menschen, besonders wir Christen, haben viel von der Selbstverständlichkeit unserer Körperlichkeit verloren und die Sprache unseres Körpers verlernt. Wir haben ihn gering geschätzt und ihn sogar verachtet. Wir müssen erst wieder in ihm ankommen und uns zu Hause fühlen, damit wir die Seelenbotschaften verstehen können. Als Ordensfrau nenne ich das Leib-Seel-Sorge. Sie nimmt die tiefste Sehnsucht eines Menschen ernst, zur inneren und äußeren Ganzheit zu gelangen.

Diese Leib-Seel-Sorge können Sie mit entsprechenden Übungen unterstützen, sie können einzeln ausgeführt werden und bei speziellen Problemen oder Symptomen unterstützend wirken. Gleichzeitig sind die Übungen als Ganzes ein vollständiger Erfahrungsweg, der außen beginnt und immer tiefer nach innen geht, bis sich das Herz in die größere Realität, zu Gott hin, öffnen kann. Gehen Sie den ganzen Weg nur, wenn Sie wirklich bereit dafür sind.

Hilfreich auf jedem Selbsterfahrungsweg sind Begleiter oder Weggefährten, mit denen Sie sich austauschen können. Wenn Sie in medizinischer oder psychologischer Behandlung sind, sollten Sie abklären, ob die Übungen für Sie geeignet sind, bevor Sie mit ihnen beginnen. Gut ist es, viele der einzelnen Techniken mindestens dreißig Minuten lang zu machen, damit sie ihre Wirkung entfalten können. Aber auch fünf Minuten sind besser als nichts. Je länger und regelmäßiger Sie diese ausführen, desto tiefer ist die Wirkung.

Im Körper ankommen

Das bedeutet, mich selbst zu spüren. Ich meine damit nicht nur das Wahrnehmen von Armen, Beinen, Kopf und Rumpf, nicht nur die äußere Form, vielmehr ist damit gemeint, mich *in* meinem Körper zu entdecken. Immer wieder erlebe ich Menschen, die während der Behandlung die ganze Zeit auf der Massagebank hin- und herrutschen, eine innere Unruhe vibriert in ihnen. Die meisten von uns leben im Alltag mit einer permanenten Überreizung des Nervensystems – und nehmen diese kaum noch wahr –, weil fast jeder andere ebenso gestresst ist wie man selbst. Niemandem fällt es auf. Schon die äußere Ruhe dieses Klosters tut da manchmal Wunder. Hier passiert nicht ständig etwas, hier wird nicht permanent etwas abgefordert, hier werden die Sinne nicht zusätzlich mit Reizen überflutet. Häufig werde ich gefragt. «Schwester, ich habe drei Anwendungen gebucht und besitze auf ein mal nicht mehr die Kraft, zwei zu schaffen, was ist nur los mit mir?» Ich muss dann immer ein bisschen lächeln, und gleichzeitig kann ich die Fragenden beruhigen: Nichts fällt uns schwerer, als auf einmal nichts zu tun. Den Stift fallen zu lassen, einfach anzukommen und geschehen zu lassen, was geschehen will.

Es ist häufig notwendig, das Aufgestaute erst einmal leer laufen zu lassen, dann erst kann ich mich in meinem Körper wahrnehmen. Viele wollen das gar nicht. Andere haben eine Sehnsucht danach und müssen es nun mühsam wieder lernen. Die meisten kommen mit dem vagen Wunsch hierher, wieder in Kontakt mit sich selbst zu sein, mit etwas, das sie auf die eine oder andere Weise auf ihrem Lebensweg aus den Augen verloren haben und nun wiederfinden möchten. Was immer Sie suchen, ob Urlaub, Wellness oder Selbsterfahrung, ob Heilung oder spirituelle Tiefe, die Zeit in Kloster Arenberg ist nur für Sie.

Die meisten Gäste leiden unter Erschöpfung und stressbedingten Verspannungen, die häufig schon seit vielen Jahren existieren. Sie haben sich verhärtet und spüren sich kaum noch. Die folgende Übung dient der Kontaktaufnahme mit dem inneren Körper. Sie ist gut, um etwas über den allgemeinen Zustand zu erfahren.

Suchen Sie einen Ort auf, an dem Sie sich wohlfühlen. Setzen Sie sich dort ruhig hin. Schließen Sie die Augen und richten Sie Ihre Aufmerksamkeit nach innen. Sie können nun durch Ihren Körper wandern wie ein neugieriger Spaziergänger. Fühlen sich die Augen entspannt an? Beißen Sie gerade die Zähne zusammen? Sind die Schultern zusammengezogen? Haben Sie Hunger oder Durst, oder werden Sie vielleicht müde? Sind die Hände und Füße warm oder kalt? In welchen Körperregionen fühlen Sie Ruhe, in welchen Unruhe? Wenn Sie die Übung einige Male gemacht haben – welche Körperwahrnehmungen fallen Ihnen regelmäßig auf?

Mit etwas Erfahrung dauert diese Übung nur wenige Minuten (hier sind dreißig Minuten nicht nötig). Sie können Sie als Kurz-Check im Büro absolvieren – vielleicht sind Sie gerade nervös, weil Sie lange nichts gegessen haben oder weil Sie zu viel Kaffee getrunken haben. Sie werden sich wundern, wie viele unterschiedliche Phänomene Sie in jedem Augenblick in Ihrem Körper spüren und wie genau Sie sie wahrnehmen können. Experimentieren Sie! Ihrem Einfallsreichtum sind keine Grenzen gesetzt. Vielleicht fällt Ihnen diese Übung aber auch schwer. Schon das Schließen der Augen bereitet manchmal Mühe.

Ein Gast berichtete mir in einem Eutonie-Kurs: «Als ich die Augen geschlossen hatte und mich konzentrieren wollte, merkte ich, wie ich gar nicht abschalten konnte. Es war auch erst unangenehm, nichts zu sehen, ich fühlte mich schutzlos. Mir schossen ständig Gedanken durch den Kopf, wie Blitze. Ein richtiges Blitzgewitter war das. Ich dachte an den Job, an irgendwelche Leute und was ich noch alles zu erledigen habe. Erst nach einigen Tagen ist etwas passiert, ganz von allein: Ich konnte daliegen und es genießen, mich selbst zu spüren. So etwas Schönes habe ich selten erlebt.»

So oder ähnlich ergeht es vielen hier im Kloster. Immer wieder sehe ich, dass unser Gleichklang von Wahrnehmung, Denken und Tun gestört, aus dem Gleichgewicht geraten ist. Denken und Tun werden durch den allgemeinen Leistungsdruck überbetont, und wir haben im wahrsten Sinne des Wortes den Kopf voll. Wenn wir denken, dann beschäftigen wir uns häufig mit Fragen der Vergangenheit oder der Zukunft. Damit können wir uns endlos aufhalten und uns mit den Problemen immer wieder im Kreis drehen. Gedanken sind elektrische Ströme. Wenn viele davon durch den Kopf laufen, dann fühlen wir eine Art Spannung – das kann sehr kreativ sein. Doch wenn es zu viel wird, wird die Spannung zur *Ver*spannung, die sich bis hin zum Spannungsschmerz in Kopf, Schultern oder Rücken Ausdruck verschafft.

Es ist gut, wenn wir unsere Gedanken einmal alle hinauswerfen und uns Zeit für die stille Wahrnehmung nehmen. Erst wenn die Gedanken im Körper ruhen, kann die Reise zu mir selbst beginnen. Stille Wahrnehmung ist das Erste, was sich im Menschen rührt, noch bevor wir die Augen am Morgen aufschlagen und den neuen Tag begrüßen. In diesem Raum, der vor dem Denken liegt, gibt es noch nichts zu tun, alles ist Sein. Es ist formlos, vielleicht ähnlich der Glückseligkeit des Säuglings, der noch eins ist mit allem. Wenn wir als erwachsene Menschen diesen Raum bewusst für uns entdecken, dann können wir auf geheimnisvolle Weise den Grund unserer Existenz wieder berühren. Und Berührung fängt ganz alltäglich an. Wenn Sie zum Beispiel dieses Buch in der Hand halten, dann machen Sie sich wahrscheinlich nicht bewusst, dass Sie gerade etwas berühren und von etwas berührt werden. Um dieses Verständnis zu wecken, gebe ich gern folgende Tast-Übung.

Wählen Sie verschiedene Materialien aus dem Alltag. Berühren Sie anschließend mit geschlossenen Augen mit jedem ausgesuchten Material sanft die Haut. Wie fühlt sich ein Wattebausch an, wie ein Waschlappen? Wie ein Naturschwamm oder eine Tasse Tee? Sie werden feststellen, wie differenziert und fein Ihre Haut spüren kann. Wenn Sie mit einem Seidenstoff über die Haut streichen, wird die Empfindung sich im Gesicht deutlich von der auf dem Arm unterscheiden. Und die Fingerkuppen der eigenen Hand berühren Sie noch anders als ein Wattebausch.

Es ist der Tastsinn, der uns mit uns selbst in Kontakt bringt. Ein neugeborenes Kind kann noch nicht gut sehen, es nimmt seine ganze Welt über die Haut auf. Das können wir auch, wenn wir die Aufmerksamkeit dafür wieder wecken, dass wir im Grunde ständig berühren und berührt werden. Wir sind aufmerksam anwesend. Diese Aufmerksamkeit lässt mich im Hier und Jetzt sein. Wenn ich zum Beispiel einem Menschen ganz bewusst die Hand gebe, dann ist das etwas ganz anderes als unser alltäglicher Händedruck nebenbei. Wenn ich spüre und ertaste, was im Augenblick meine Verfassung ist, komme ich an in der Gegenwart. Die Tast-Übung schenkt zugleich ein wohltuendes, zärtliches Gefühl für die Haut, und jede Streicheleinheit tut auch der Seele gut – und es ist schön, sie mit einem Partner oder einer Partnerin zu machen.

Der Kirchenvater Augustinus, nach dessen Ordensregel wir Dominikaner und Dominikanerinnen leben, hatte ein sehr inniges Verhältnis zu Gott. In ihm spüre ich eine tiefe Zärtlichkeit, wenn er Gott anspricht: «Du bist das Licht, die Stimme, der Wohlgeruch, die Speise und die Umarmung meines inneren Menschen.» Manchmal ist es nicht so wesentlich, ob eine Umarmung innerlich oder äußerlich erscheint. Wesentlich ist die Umarmung als solche. Wenn wir uns selbst umarmen, kommen wir auch Gott ein Stück näher. Bevor wir aber in den Himmel schauen können, müssen wir zunächst einmal auf den Boden der Tatsachen gelangen. Stress und Überforderung haben häufig damit zu tun, dass jemand nicht wirklich geerdet ist. Besonders für Menschen, die viel geistig arbeiten müssen, die den ganzen Tag rechnen, kalkulieren oder am PC sitzen müssen, empfehle ich deshalb Übungen zur Erdung:

Gehen Sie barfuß über unterschiedliche Bodenbeläge wie Parkett, Teppichboden oder Fliesen. Die Fußsohlen nehmen Härte und Weichheit wahr, Kühle oder Wärme. Vielleicht rennen Sie morgen früh nicht sofort nach dem Aufwachen ins Bad, sondern stellen die Füße ganz bewusst vor dem Bett auf den Boden und nehmen auf diese Weise erst einmal Kontakt zur Erde auf. Herrlich ist es auch, mit nackten Füßen über eine Wiese zu laufen oder auf einem Waldweg, der mit weichen Nadeln bedeckt ist. Da kommen Sie im wahrsten Sinne des Wortes mit den Beinen auf den Boden.

Ich fühle mich Gott nahe, wenn ich die Erde unter meinen Füßen spüre. Die Erde ist da, sie trägt mich, ich kann mich in ihr verwurzeln und einen festen Stand finden, wenn ich ihr vertraue. Sebastian Kneipp empfahl zum Beispiel das Barfußgehen. Er war der Meinung, dass viele Krankheiten durch «Verweichlichung» entstehen. Damit meinte er, dass die Menschen zu wenig an der frischen Luft sind, sich zu wenig bewegen, sich unausgewogen ernähren, zu enge Kleidung tragen, zu viel rauchen oder Alkohol trinken. Was Pfarrer Kneipp Verweichlichung nannte, kann heute als Zivilisationskrankheit(en) beschrieben werden, als Krankheitsbilder, die sich aufgrund der Lebensverhältnisse in Industrieländern entwickelten und denen keine organischen Störungen zugrunde liegen. Das können Herz-Kreislauf-Probleme sein, Müdigkeit und Erschöpfung, Schwindel und Stoffwechselstörungen, Stress und Übergewicht. Von Pfarrer Kneipp haben wir in Kloster Arenberg das morgendliche Tautreten übernommen. Es stärkt die Abwehrkräfte und beugt Infektionskrankheiten vor, aber es erdet auch und kann einen Morgenmuffel in Schwung für den Tag bringen:

Gehen Sie am frühen Morgen mit nackten Füßen über eine taubedeckte Wiese. Ganz bewusst nehmen Sie die Kühle und Frische der Feuchtigkeit durch die Füße auf. Nach fünf Minuten trocknen Sie die Füße ab. In der kalten Jahreszeit packen Sie diese nun in warme Socken ein. Genießen Sie das Gefühl Ihrer lebendig kribbelnden Füße und die Wärme, die nach dem Tautreten entsteht.

Zuerst erfahre ich die Welt mit meinen Sinnen und spüre in mich hinein. Daraus kann sich mit der Zeit die seelische Wahrnehmung entfalten, das Erspüren der größeren Wirklichkeit, die mich trägt, so wie die Erde es tut. Im Kloster sind

166

Zeiten der Innenschau fester Bestandteil des Tages: Zeiten des Gebets, des gemeinsamen Singens und der Meditation strukturieren meinen Alltag. Immer wieder löse ich mich von dem, was ich gerade äußerlich tue, und wende mich wieder nach innen. Solche Zeiten des Innehaltens wären auch im weltlichen Berufsleben sehr dienlich – dann gäbe es mit Sicherheit weniger Menschen mit dem Burn-out-Syndrom. Bewegung und Ruhe, ein Nach-außen-Gehen und die innere Einkehr gehören zusammen. Es braucht Zeit, seinen Tagesrhythmus zu erspüren, und leider ist er mit dem unseres Arbeitsalltags häufig nicht im Einklang. Er bleibt aber in uns, und wir können uns selbst beschenken, wenn wir unserem empfindsamen Wesen (unserem Biorhythmus) mehr Raum geben, zum Beispiel am Wochenende oder natürlich auch hier, in Kloster Arenberg.

Vom Körper, den ich habe, zum Leib, der ich bin

Wann haben Sie sich das letzte Mal still hingesetzt und liebevoll die Hände auf Ihren Bauch gelegt? Bei schwangeren Frauen sieht man diese Geste häufig, sie tragen etwas Kostbares in ihrem Leib. Wenn ich meine Hände so auf meinen Leib legen kann, dann sage ich mir selbst, ganz ohne Worte, wie wertvoll mir mein Leben ist und wie dankbar ich diesem Körper bin, der die ganze Zeit für mich da ist. Was hindert uns daran, ihn als ein Geschenk zu erfahren? Viele Menschen empfinden ihren Körper gar nicht *leibhaftig*. Er wird nur in seinen biologischen Regelkreisen gesehen, er muss funktionieren. Wenn er verletzt ist, wird er schnell wiederhergerichtet, und tatsächlich kann die Medizin heute wahre Wunder vollbringen. Doch nicht alles, was machbar ist, muss auch sinnvoll sein. Sicherlich können wir ein paar Jahre lang vom Morgen bis spät in die Nacht arbeiten. Angebracht ist das vielleicht für unseren Ehrgeiz oder unser Konto, doch die Seele zahlt einen hohen Preis dabei.

Wenn wir uns äußerlich betrachten, dann können wir den Körper im Spiegel studieren, können ihn mit den Händen ertasten. Wenn wir uns aber einzig mit den Augen anschauen, die unterscheiden, einteilen, beurteilen, dann werden wir auch *nur* die Oberfläche wahrnehmen – und uns zum Beispiel messen an den Schönheitsidealen und Moden der Zeit, die sich mit jeder Generation ändern. Der Vergleich mit solchen Idealen wird wahrscheinlich immer zu unseren Ungunsten ausfallen und uns unzufrieden machen. Deshalb fällt es den meisten Menschen so schwer, den Körper anzunehmen, wie er ist. Wenn wir den Leib nur von außen her ertasten, werden wir an eine Grenze kommen, von der wir annehmen, dass wir sie nicht überschreiten könnten. Der Körper jedoch schließt auch meine Seele ein, das, was ich nicht sehen, wohl aber ahnen und erspüren kann und was mich mit allem verbindet.

In unserer Kultur gibt es seit vielen Jahrhunderten eine Haltung, den Körper und das Körperliche abzuwerten. Auch die Kirche ist zu lange diesen Weg gegangen. Wir haben heute sehr oberflächliche Vorstellungen von Perfektion und Vollkommenheit – als wäre Letzteres eine vollkommene Figur. Und wir haben Angst vor dem Altern und dem Abbau der Körperkräfte. Neben der achtsamen Wahrnehmung gehört aus diesem Grund die Liebe zu unserem Körper unbedingt zu einer ganzheitlichen Lebenserfahrung. Ich nehme mich selbst an – so wie ich bin, einmalig schön. Wenn wir eine Liebe zu unserem Körper empfinden, werden alle körperlichen Aktivitäten achtsam und bewusst verrichtet. Wir essen so, wie es uns guttut, wir schlafen genug. Auch im Sport geht es dann um die Freude, die der Körper an Bewegung hat, nicht um die stärksten Muskeln oder den Sieg im Marathonlauf.

Das Herz als Quellgrund des Lebens nimmt tiefer wahr, *wer* wir sind, und es nimmt uns an, *wie* wir sind. Wenn wir lernen, mit unserer Wahrnehmung bis dorthin zu sinken, wie ein Stein, der durchs Wasser sinkt, dann berühren wir irgendwann den Grund, dann kommt Einheit ins Spiel. Eine der kraftvollsten Methoden der Versenkung in die Einheit ist bewusstes Atmen. Es führt in einen entspannten, meditativen Zustand.

Legen Sie sich entspannt hin und lösen Sie zu enge Kleidung oder Gürtel, Sie sollen beweglich sein. Spüren Sie den Kontakt zur Erde, Sie werden getragen. Legen Sie die Hände sanft auf den Bauch. Nehmen Sie Ihren Atem wahr. Die Luft strömt kühl durch die Nase ein und dann in den Körper. Spüren Sie dem Weg des Atems nach: Die Lungenflügel öffnen und dehnen sich aus. Die Bauchdecke hebt sich. Atmen Sie dorthin, wo Ihre Hände liegen, in die Hände hinein. Spüren Sie nun, wie mit jedem Atemzug der gesamte Körper sich ein wenig ausdehnt. Lassen Sie den Atem bis in die Beine fließen, bis in die Fingerspitzen. Sie sind wie ein Ballon, der mit jedem Einatmen neu gefüllt wird – und mit dem Ausatmen entspannt.

Wir folgen der Atemwelle in unser Inneres. Wir gehen ein fach mit hinein. Wir atmen etwa 25 000-mal täglich ein und aus. Atmend sind wir mit allen lebenden Wesen verbunden. Durch unsere Mitmenschen geht der Atem, durch die Tiere. Bäume atmen ebenso wie wir. Wir machen uns diese selbstverständliche Tatsache leider nur selten bewusst, es ist unsere elementare Verbundenheit mit der Schöpfung.

Es gibt noch einen weiteren Grund, warum Menschen ihren Leib nicht wertschätzen – wir halten uns häufig innerlich woanders auf. Wir sitzen im Park in der Sonne, und zugleich bewegen sich unsere Gedanken um die ganze Welt. Wir sorgen uns vielleicht, oder wir ärgern uns über etwas, was wir getan haben oder noch machen müssen – auch das ist nur die Oberfläche. Denn weder die Vergangenheit noch die Zukunft sind jetzt wirklich hier. Was hier ist, ist dieser Leib, der auf der Parkbank sitzt und die frische Luft genießen will. Wahrscheinlich lieben deshalb unsere Gäste die unzähligen Bänke und Stühle im Kloster-Park, die zur Erholung einladen.

Auf dem Arenberg ist Genießen erlaubt, sogar erwünscht. Gedanken der inneren Unruhe sind eine Zerstreuung, sie halten uns an der Oberfläche fest. Wenn wir sie nicht abstellen, nicht «abschalten» können, dann wird das unsere innere Batterie schwächen und uns innerlich immer mehr aufheizen, so wie ein elektrisches Gerät, das nie ausgeschaltet wird. Es geht mir ja auch so: Wenn ich zu sehr damit beschäftigt bin, den Kopf über Wasser zu halten, dann spüre ich nicht mehr, was mir guttut und was ich brauche, schon gar nicht, dass ich in der Tiefe des Ozeans eins bin mit allem.

Ein Gast gab mir nach einem Qi-Gong-Kurs (siehe dazu den Kasten auf Seite 173) die Rückmeldung: «Ich habe hier durch die Ruhe eine Erfahrung von Einheit mit mir selbst gemacht, eine Veränderung der Gedanken ins Positive erlebt. Auf einmal kamen konstruktive Ideen, mit denen ich wiederkehrende Schwierigkeiten im Alltag lösen oder besser mit ihnen umgehen konnte. Vorher hatte ich mich nur im Kreis gedreht.» Die folgende Übung der achtsamen Wahrnehmung kann Sie erleichtern und weiten und Ihnen helfen, wenn Sie sich an einem Problem zu sehr festgebissen haben oder Ihnen eine Situation festgefahren erscheint:

Legen Sie sich bequem hin und spüren Sie den Kontakt zum Boden. Machen Sie sich ganz schwer, Sie wissen, dass die Erde Sie trägt. Atmen Sie bewusst ein und aus. Schalten Sie nun willentlich um: Anstatt den Gedanken zu folgen, konzentrieren Sie sich auf den Raum, der um Sie ist. Sie nehmen seine Größe wahr. Vielleicht sind Sie in einem bestimmten Zimmer. Spüren Sie die Möbel, Wände, ein offenes Fenster. Erweitern Sie nun langsam den Raum, nach draußen, immer weiter, bis zum Horizont. Sie dehnen sich aus in den Raum zwischen Himmel und Erde. Verweilen Sie für einen Moment in diesem Raumgefühl, in der Weite, die um Sie ist. Spüren Sie dann, wie die Luft über Ihre Haut streicht. Ihre Haut ist die Grenze zwischen Außenwelt und Innenwelt. Nehmen Sie jetzt nur diese Grenze wahr, die Silhouette des Körpers, die empfindsame, atmende Hülle, die Ihnen Form gibt und Sie umschließt. Verweilen Sie für einige Zeit an der Grenze. Dann richten Sie Ihre Wahrnehmung nach innen und spüren den Raum, der sich in Ihrem Körper befindet. Sie spüren, wie das Herz in diesem Raum schlägt. Nehmen Sie den Atem wahr, der durch den inneren Raum strömt. Verweilen Sie dort. Dann wandern Sie zurück zur Grenze, später zurück in den Raum um Sie herum. Wechseln Sie einige Male von dem einen Raum über die Grenze zum anderen Raum.

Vielleicht ahnen Sie auf dieser kleinen Reise, dass der innere und der äußere Raum sich nicht unterscheiden. Sie fühlen einfach nur Raum, Ausdehnung, Weite – oder vielleicht auch Enge, wenn Ihre Probleme Sie zu sehr in Besitz nehmen. Geben Sie in einem solchen Fall nicht auf, nur weil die Wahrnehmung vielleicht unangenehm ist. Das Wort «wahrnehmen» meint, dass wir die Wahrheit in die Hand nehmen, dass wir sie leibhaft begreifen. Wir müssen ihr ins Auge sehen, wenn wir wollen, dass es uns gut geht. Wenn Sorgen oder Grübeleien kommen, dann geht es darum, auch diese zu erkennen – und anzuerkennen. Sie da sein zu lassen. Wenn ich darüber hinaus meine Gedanken jedoch abschalten kann, dann fühle ich die Einheit des Raumes und kann mich bewusst in ihm verorten: «Ich bin hier. Dieser Augenblick ist einzigartig.» Die Übung der achtsamen Wahrnehmung schafft Lücken zwischen den Gedanken. Auch die Konzentration auf die winzige Pause zwischen Einatmen und Ausatmen kann eine solche Lücke öffnen. Durch sie können erhellende Gedanken und Gefühle auftauchen, so wie die Sonne es schafft, durch eine geschlossene Wolkendecke zu brechen.

Ein gutes Beispiel dafür ist ein Gast, der in einem Kurs erzählte, er sei die ganze Zeit gedanklich mit einem Konflikt im Freundeskreis beschäftigt. Er befand sich in inneren Dialogen mit den Betroffenen, überlegte, was er sagen oder was er tun könnte, und verwarf es dann wieder. Dieses Thema nahm ihn sehr ein, und er konnte es nicht abstellen. Nach einigen Tagen der Ruhe erzählte er fast nebenbei, dass seine Schwester, die er sehr liebte, schwer erkrankt war. In der achtsamen Wahrnehmung jenes Momentes konnte er spüren, dass sein ganzer schmerzhafter Konflikt im Grunde seiner Schwester galt, und er fühlte die Herzensangst, dass sie sterben könnte. Mit dem Konflikt im Freundeskreis hatte er sich von seinem schmerzenden Herzen ablenken wollen.

Qi Gong

Qi Gong ist eine chinesische Meditations-, Konzentrations- und Bewegungsarbeit zur Gesundheitsvorsorge. Sie stärkt das Immunsystem, macht die Bewegungen geschmeidig und wirkt auf den Geist harmonisierend wie eine Meditation. Man kann Qi Gong übersetzen mit: «die Lebensenergie ins Fließen bringen». Diese Tradition ist mindestens 2000 bis 3000 Jahre alt. Qi Gong wurde von Ärzten als Teil der Traditionellen Chinesischen Medizin am kaiserlichen Hof praktiziert, aber auch in den Klöstern der Shaolin-Mönche, die bestimmte Kampfkunst-Übungen in das Qi Gong einbrachten.

Qi Gong arbeitet mit einer Kombination von Atemübungen, langsamen Körperbewegungen und innerer Konzentration. Die für mich zutreffendste Beschreibung hat die Deutsche Gesellschaft für Qi Gong gegeben: «Die Aufgabe des Qi Gong ist, die Achtsamkeit des Menschen sich selbst und seiner Umwelt gegenüber zu steigern, damit er sich in dem großen kosmischen Zusammenhang erfährt und erkennt, wie sein Wohl von dem Zusammenspiel alles Lebendigen abhängt. Bereits die aufrechte Grundhaltung bei Qi Gong lässt ihn die nährende senkrechte Achse körperlich erfahren. Sie richtet im wahrsten Sinne des Wortes auf und bringt ihn ins Lot. Die Erde gibt ihm festen Halt, der Himmel die Führung. Die Zusammenführung und Harmonisierung des Geistes und der körperlichen Sinneswahrnehmung ermöglicht eine körperliche Erfahrung geistiger Inhalte. Gotteserfahrung wird zu einer greifbaren Tatsache. Der Mensch wird durch Gott körperlich berührt, erfasst und auch geführt.»

Viele Gäste begegnen hier ihren tieferen Gedanken und Gefühlen, ohne dass sie das eigentlich gesucht haben. Es gibt einfach nicht so viel Ablenkung im Kloster, die uns an der Oberfläche hält. Wir werden auf uns selbst wieder aufmerksam. Aufmerksamkeit ist wie eine Lupe, durch die das Sonnenlicht fällt: Sie konzentriert und bündelt die Wahrnehmung und fördert die Klarheit. Wie der Stein, der ins Wasser fällt, nimmt sie den direkten Weg nach unten, zum Grund. Die folgende Eutonie-Übung ist eine Reise durch den inneren Körper. Sie können Ihre Spannungen spüren und eine Balance dazwischen schaffen. Sie eignet sich auch sehr gut zum Abschalten, denn sie ist ebenso erholsam wie ein Mittagsschlaf:

Legen Sie sich auf eine nicht zu weiche Unterlage, zum Beispiel eine Gymnastikmatte oder eine Decke. Sie nehmen wahr, wie Sie in Ihrer ganzen Länge und Breite auf dem Boden liegen. Spüren Sie nun Schritt für Schritt Ihren Kontakt zum Boden. Wie liegt der Hinterkopf auf, wie die Schultern? Spüren Sie die Rückseite der Arme, den Rücken und das Becken. Dann wandern sie die Rückseite der Beine hinunter bis zu den Fersen. Nehmen Sie sich Zeit für diese Reise. Wenn Sie die Rückseite Ihres Körpers erspürt haben, vergleichen Sie diese mit der Vorderseite und nehmen Sie die Unterschiede wahr. Drehen Sie sich dann auf den Bauch und beginnen Sie aufs Neue, diesmal mit der Wahrnehmung im Gesicht, der Stirn, die auf dem Boden liegt. Spüren Sie die Brust, die Arme, das Becken und die Beine. Wenn Sie so Ihren gesamten Körper wahrgenommen haben, nehmen Sie eine bequeme Lage ein und spüren Sie noch einige Minuten nach. Wie liegen Sie jetzt auf der Unterlage? Hat sich etwas verändert? Beobachten Sie Ihren ganzen Körper. Diese Zeit zum Nachspüren ist ebenso wertvoll wie die Wahrnehmungsübung zuvor.

In der Eutonie machen wir uns die Blockaden, die den Fluss des Lebens stauen, erstmals bewusst. Schmerzen entstehen häufig durch tiefer liegende Blockaden. Unser Körper wird von Energien durchströmt, die wir normalerweise im Alltag nicht wahrnehmen, sie sind zu leise und zu fein. Dennoch ist ihr harmonischer Fluss für das reibungslose Ineinanderwirken unserer Organe wichtig, und gleichzeitig steht er in einer engen Verbindung mit unserer Seele. Eine punktgenaue Berührung an schmerzenden Stellen kann helfen, die Kräfte wieder ins Strömen zu bringen und die Blockaden zu lösen. Bei Kopfschmerzen kann es zum Beispiel erleichtern, mehrmals für einige Sekunden fest gegen die Schläfen zu drücken oder auf den Punkt zwischen den Augenbrauen – und dann wieder loszulassen. Viele Menschen machen das ganz instinktiv. Auch die Eutonie bietet eine punktgenaue Berührung. Menschen mit Rückenbeschwerden empfehle ich häufig die folgende Übung, für die Sie zwei Tennisbälle brauchen:

Legen Sie sich auf den Rücken und winkeln Sie die Beine an, stellen Sie die Füße langsam und bewusst einen nach dem anderen auf den Boden. Schieben Sie nun zwei Tennisbälle rechts und links neben das Kreuzbein (das Kreuzbein liegt zwischen Lendenwirbeln und Steißbein). Lassen Sie sich vorsichtig mit Ihrem ganzen Gewicht auf diese Bälle sinken. Diese Position kann für mehrere Minuten gehalten werden. Bleiben Sie nur so lange auf den Bällen liegen, wie Sie es vom Schmerz her verkraften.

Eine punktgenaue Berührung kann auch innerlich geschehen, wenn ich mit meiner Aufmerksamkeit zu einer schmerzenden Stelle hinatme. Wenn die Lebensenergie nicht durchfließt, ist auch das innere Gefühl von Lebendigkeit blockiert, der bewusste Atem kann in diesem Fall dann eine Öffnung bringen. Die folgende Übung wirkt besonders gut bei Verspannungen:

Konzentrieren Sie sich auf den Atemstrom in Ihrem Körper. Fühlen Sie den inneren Raum, das Fließen der Lebenskraft. Stellen Sie jetzt fest, wo der Strom sich staut. Vielleicht fühlen Sie Druck, Verspannung oder Schmerz. Wenden Sie sich innerlich diesem Körperteil zu und berühren Sie ihn sanft mit Ihrer inneren Wahrnehmung. Sie müssen nichts tun, nur wach und offen anwesend sein. Atmen Sie liebevoll mit jedem Ausatmen dorthin, ganz sanft, als würden Sie auf eine wunde Stelle pusten. Mit jedem Ausatmen berühren Sie die blockierte Stelle mit frischer Lebensenergie. Stellen Sie sich vor, dass die inneren Kanäle sich dabei wieder öffnen.

Unser Leib ist die Brücke zwischen äußerer und innerer Ebene. In wacher Aufmerksamkeit werden wir empfänglich für die Einheit von innen und außen. In der christlichen Tradition nennen wir das Sammlung. Im Kloster sammeln wir uns in der Ruhe und Stille des Gebetes, in der Kontemplation. Der Atem vertieft sich dabei und wird langsamer. Sammlung kann aber auch auf der Massagebank geschehen, wenn Körper und Geist sich entspannen. Hier ist ein vertiefter Atem das Zeichen. Ein gesammeltes Gemüt ist ein entspanntes Gemüt. Es ruht in sich, zieht alles zu sich heran, holt sich selbst nach Hause. Das klingt so leicht und ist doch nicht einfach zu erreichen, das erlebe auch ich. Da tröstet mich wieder ein Wort des heiligen Thomas: «Die Übung ist der mühevolle Dienst an einem Zustand, an dessen Ende die Fülle des Seins aufrauscht.» Was für ein schönes Bild ist das, wenn aus dem tiefen Wasser die Fülle des Seins aufrauschen darf. Es ist kraftvoll und lebendig, wie eine frische Quelle.

Körperbotschaften als Seelenbotschaften

In meiner Arbeit nehme ich viele Botschaften des Körpers wahr – Verspannung, Schmerz, Druck – und erfahre darüber etwas über die Seele. So wichtig wir die Seele im Gebet nehmen, so wenig spüren wir sie im Alltag. Über den Körper versucht sie sich Gehör zu verschaffen, indem sie spürbare Reaktionen erzeugt, die uns darauf aufmerksam machen, dass wir aus dem Gleichgewicht geraten sind. Das, was wir als Krankheit interpretieren, sind häufig genug Symptome oder Warnhinweise aus der Tiefe, ein Wink mit dem Zaunpfahl, uns wieder uns selbst zuzuwenden. Die Sprache, die Hinweise und Signale unseres Körpers als Wegweisung zur inneren Heilung gilt es zu entziffern. Herauszuspüren, was mein Körper sagt, ist ein Prozess, denn er bringt die Botschaften der Seele auf verschiedene Weise zum Ausdruck: Er spricht in Bildern, Farben, Empfindungen, Gefühlen, Geräuschen, Gerüchen, Erinnerungen, Träumen, Bewegungen oder Schmerzen. Wenn ich diese Hinweise zu lange ignoriere oder überhöre – bei Arbeitssüchtigen ist das etwa der Fall –, dann werden aus Symptomen ernsthafte Krankheiten, es ist nur eine Frage der Zeit. Das hat etwas Selbstzerstörerisches. Vielleicht entdeckt ein Mensch in der Tiefe sogar ein grundsätzliches Nein in sich zu seinem Körper und zum körperlichen Leben.

Legen Sie sich selbst die Hand auf. Beginnen Sie mit schlichter Kontaktaufnahme. Ist der Kontakt angenehm oder nicht? Ist Offenheit da oder Anspannung? Bleiben Sie liebevoll und still bei sich selbst. Wenn Sie Stauungen oder Unruhe fühlen, lassen Sie die Hände einfach dort liegen. Lassen Sie Liebe und Wärme durch die Hände in den Leib fließen, beruhigend, glättend, zugleich gebend und empfangend. Vielleicht können Sie bald

nicht mehr sagen, wo die Hand aufhört und wo der Leib beginnt ... Sie können mit sanften Bewegungen oder leichtem Druck den Stau wieder ins Fließen bringen. Seien Sie ganz still und lauschen Sie darauf, was Ihre innere Stimme Ihnen durch den Leib sagen möchte.

Verspannungen der Muskulatur kann ich mir natürlich rein funktionell erklären. Ich kann sagen: «Ich habe gestern den ganzen Tag die Wände und Decken gestrichen, und deshalb tut mir heute alles weh.» Die Seele würde sagen: «Ich bin gestern total überlastet worden, weil die Arbeit unbedingt in einer bestimmten Zeit fertig werden sollte. Ich wurde nicht gefragt, es hatte nichts mit mir zu tun – und ich hatte keine Atempause.» Wenn ich bereit bin, mich dem zu stellen, dass alles, was sich in meinem Körper ausdrückt, auch etwas mit meiner Seele zu tun hat, dann beginne ich vielleicht genauer in mich hineinzuspüren: Wann ist es genug, wann brauche ich eine Pause, wann muss ich mich auch ins Alleinsein zurückziehen? Solange wir Körper und Seele nicht als Einheit sehen, werden wir immer das eine auf Kosten des anderen vernachlässigen.

Berührung geht tiefer als das Anfassen. Anfassen ist zielorientiert und sollte leistungsbezogen durchgeführt werden. Ich kann zum Beispiel gezielt daran arbeiten, ein versteiftes Gelenk wieder beweglich zu machen. In der klassischen Massage lernte ich, Muskeln zu kneten, auch mit Druck zu arbeiten, allein die Wirkung blieb oft oberflächlich. Bis Mitte der fünfziger Jahre waren Massagetechniken nur an einzelnen Körperteilen bekannt, die Ganzkörperbehandlung gab es noch nicht. Wenn ein Patient Schmerzen im Unterarm hatte, dann wurde nur der Unterarm behandelt. Man blieb am Ort des Geschehens, eindeutig zielorientiert. Wir wissen erst heute, dass lokale Schmerzen in anderen Körperregionen ihre Ursachen haben können, bis hin zu seelischen Gründen. Am Anfang wissen wir vielleicht gar nicht, was wir ertasten, was wir empfinden oder was das, was wir wahrnehmen, bedeuten könnte. Das ist ganz normal und muss uns nicht beunruhigen. Berührung ist wie eine vergessene Sprache. Zuerst erscheint uns vieles nicht bekannt, aber mit einer gewissen Übung entwickelt sich ein wortloses Verstehen, und wir ahnen, was unser Körper wirklich braucht. Die Selbstmassage vor dem Schlafengehen ist ein liebevolles Ritual, mit dem wir den Tag gehen lassen und uns auf die Ruhe der Nacht vorbereiten können:

Verwenden Sie ein angewärmtes beruhigendes Aromaöl, zum Beispiel Lavendel, Melisse oder Zedernholz. Nehmen Sie etwas von dem Öl in die Hand und reiben Sie langsam und bewusst die Handflächen aneinander. Dann massieren Sie sanft die Arme und streichen die Spannung mehrmals von oben nach unten bis zu den Fingerspitzen hinaus. Streichen Sie auch die Sorgen des Tages aus dem Körper heraus. Reiben Sie beide Schultern mit dem Aromaöl ein, mit langsam kreisenden Bewegungen, legen Sie dabei alle Last und Verantwortung ab. Berühren Sie Ihren Nacken und die Kopfhaut mit den Fingerspitzen, damit auch das Denken zur Ruhe kommt. Zum Schluss reiben Sie die Füße ein und massieren Sie die Zehen, Fußsohlen und die Fersen. Auch hier streichen Sie die Spannungen vom Fußrücken nach unten zu den Zehen hinaus. Fühlen Sie, wie die Energie dabei nach unten fließt. Schließen Sie den Tag innerlich ab und verabschieden Sie ihn. Ruhen Sie nun. Fühlen Sie während der Nachtruhe den Leib, der Sie sind.

Berührung bedeutet für mich in der Behandlung, mich innerlich zu sammeln und dann den stillen Kontakt mit einem anderen aufzunehmen, einen gemeinsamen Raum zu betreten. In diesem gibt es keine Absichten, nur liebevolle Achtsamkeit. Durch Berührung kann das Gefühl von Abgetrenntsein aufgelöst werden. Was freigelegt wird, ist Ganzheit. Der isolierte und einsame Kampf kann aufhören und tiefe Begegnung ermöglichen, ein *Mitsein* statt eines Dagegenseins. Das Entscheidende der Berührung geschieht in der Tiefe der inneren Sammlung. Wir fahren die Antennen aus, ohne zu wissen, was wir empfangen werden, wir lassen uns ein. Passiv, zweckfrei, jetzt.

Oft drückt der Leib aus, was die Seele sagen möchte, aber wir sind nicht in der Lage, uns das einzugestehen, weil wir ahnen, dass wir dann etwas ändern müssten – und das fällt uns schwer. Verdrängung ist scheinbar leichter, aber wer zu viel verdrängt, ist irgendwann überfüllt davon, und der Körper bildet Symptome aus. Dann schlägt uns etwas auf den Magen, die Galle läuft uns über, wir verdauen nicht mehr richtig, was wir erleben, wir haben die Nase voll, die Hektik lässt unser Herz rasen und der Leistungsdruck den Blutdruck steigen. Ich möchte Ihnen gern einige Beispiele für Körperbotschaften als mögliche Seelenbotschaften geben:

Fehlhaltungen, schwache oder rigide Körperspannung

Lassen Sie sich selbst hängen, lassen Sie sich im Stich? Oder lassen Sie sich gehen, sitzen Dinge aus und können nicht handeln, wo es notwendig wäre? Dürfen Sie nicht so groß sein, wie Sie wirklich sind, fühlen Sie sich minderwertig? Gibt es Trauer oder Schuldgefühle, die Sie nicht auszudrücken vermögen? Fühlen Sie sich unsicher, oder haben Sie Angst, Fehler zu machen und zu versagen?

Eine ausgeglichene Körperspannung kann durch bewusstes Aufrichten wiederhergestellt werden. Das geht natürlich nur, wenn noch keine schwerwiegenden Veränderungen am

Bewegungsapparat vorhanden sind. Die größte Schwierigkeit des Aufrichtens liegt darin, die Leichtigkeit wiederzufinden, die in der aufrechten Haltung wohnt, auch in der Aufrichtigkeit, die uns allen als Kind selbstverständlich war.

Sie stehen bequem, die Füße etwa so weit auseinander wie Ihr Becken. Die Fußspitzen zeigen nach vorn. Stellen Sie sich vor, dass in Ihrer Wirbelsäule eine feste silberne Schnur verläuft. Sie kommt aus der Erde und führt über Ihren Scheitel hinaus bis in die Wolken. Richten Sie sich an dieser Richtschnur auf. Stellen Sie langsam und bewusst das Becken auf und strecken Sie die Wirbelsäule. Stellen Sie sich vor, dass jemand Sie an der Schnur ganz leicht nach oben zieht, und dehnen Sie den Scheitel zum Himmel. Zuversicht, Selbstvertrauen und Optimismus kehren zurück. Sie sind groß genug, um alles zu schaffen. Der Körper «wächst», die Schultern sinken in ihre natürliche Lage, der Kopf streckt sich, der Hals wird schlank. Mit jedem Atemzug wird die Stimmung leichter und der Kopf frei. Innere und äußere Aufrichtung gibt Ihnen ein Gefühl für die menschliche Würde. Es ist der aufrechte Gang, der uns ausmacht, und mit unserem Leib und unserer Seele verbinden wir Himmel und Erde.

Rückenschmerzen

Vielleicht haben Sie sich zu viel Verantwortung aufgeladen oder sind anderweitig überlastet. Vielleicht halten Sie sich krampfhaft aufrecht, obwohl die Schwäche längst da sein möchte. Haben Sie Probleme mit der Aufrichtigkeit und damit, Rückgrat zu zeigen? Vielleicht haben Sie auch zu feste Prinzipien und müssen innerlich flexibler und sanfter mit sich selbst umgehen. Rückenschmerzen müssen immer von einem Arzt abgeklärt werden. Menschen in sitzenden Berufen (Büroangestellte, Kraftfahrer) sind weit häufiger von Rückenschmerzen betroffen als andere. Für sie sind Bewegung und Ausgleichssport die wichtigste Vorbeugung, damit der Körper seine Beweglichkeit erhält. Die folgenden Übungen können Sie zu Hause machen, aber auch in der Mittagspause im Büro, am besten hintereinander.

Setzen Sie sich auf einen Stuhl, ohne sich anzulehnen, und falten Sie die Hände. Strecken Sie nun die Arme mit gefalteten Händen nach oben. Atmen Sie siebenmal ein und aus. Dann strecken Sie die gefalteten Hände waagerecht nach vorn. Atmen Sie wieder siebenmal ein und aus. Lassen Sie die Hände sinken. Machen Sie diese Übung dreimal hintereinander. Dann strecken Sie die gefalteten Hände erneut zum Himmel, aber diesmal zeigen die Handflächen nach außen. Dann zeigen die Handflächen nach vorn. Auch diese Übung machen Sie dreimal. Legen Sie die Hände in den Schoß und spüren Sie nach.

Bleiben Sie sitzen oder Sie stehen auf. Die Füße stehen in Beckenbreite. Rollen Sie mit den Schultern zwanzigmal vorwärts, bewusst und langsam, dann rückwärts. Wiederholen Sie die Übung.

Jetzt legen Sie die Hände gefaltet hinter den Kopf. Beide Daumen liegen dabei in der Vertiefung unterhalb des Hinterkopfes. Ziehen Sie nun die Ellenbogen langsam, aber intensiv nach hinten und atmen Sie dreimal ein und aus, bevor Sie wieder entspannen. Machen Sie diese Übung dreimal insgesamt.

Spätestens jetzt kommen Sie in den Stand. Heben Sie den rechten Arm zur Decke und beugen Sie gleichzeitig das linke Knie an. Dann heben Sie den linken Arm zur Decke und beugen das rechte Knie. Es ist, als würden Sie langsam auf der Stelle gehen.

Kopfschmerzen (nicht Migräne)

Wahrscheinlich denken Sie zu viel, sind dadurch kopflastig und bewegen sich zu wenig. Können Sie in sich eine Trennung zwischen Kopf, Herz und Bauchgefühl wahrnehmen, oder wollen Sie alles mit dem Verstand angehen? Was ist mit Ihrer Intuition, Ihrer inneren Stimme? Wollen Sie um jeden Preis mit dem Kopf durch die Wand, oder haben Sie ein Brett vorm Kopf, weil Sie vor unlösbaren Fragen stehen? Die folgenden Übungen betrachten Kopfschmerz als eine Anstauung von Energie, die an der falschen Stelle sitzt:

Können Sie Ihrem Kopfschmerz eine Farbe zuordnen? Für viele ist er rot oder schwarz. Stellen Sie sich vor, dass Ihre Wirbelsäule sich wie ein Schlauch öffnet. Durch diesen Kanal schicken Sie den Schmerz wie eine Flüssigkeit mit jedem Ausatmen nach unten. Atmen Sie ihn aus den Fußsohlen in die Erde unter Ihren Füßen. Geben Sie alles an die Erde ab, die es aufnehmen kann wie ein Löschpapier. Beim Einatmen stellen Sie sich vor, dass Helligkeit und Leichtigkeit Ihren Kopf erfüllen. Atmen Sie so lange weiter nach unten, bis der Schmerz nachlässt.

Pressen Sie Ihren Daumen an den ausgestreckten Zeigefinger, dadurch bildet sich eine Muskelwölbung auf dem Handrücken. An der höchsten Stelle dieser Erhebung liegt ein schmerzlindernder Punkt. Drücken Sie diesen Punkt mindestens eine Minute lang pro Hand. Nach jeweils fünfzehn bis dreißig Minuten können Sie den Druck wiederholen, bis der Schmerz schließlich aufhört. Häufig kommen Kopfschmerzen auch von überanstrengten Augen. Legen Sie ab und zu den Kopf in die Hände und lassen Sie die Augen in der Wärme und Dunkelheit der Handflächen ein bis zwei Minuten ausruhen.

Magen- und Darmprobleme

Glauben Sie wirklich, Sie müssten nur die Nahrung verdauen, die Sie zu sich nehmen? Was ist mit unverdauten Eindrücken und den Gefühlen, die Sie in sich hineinfressen? Vielleicht schlucken Sie Ihren Ärger zu häufig hinunter, dann wird nicht nur der Magen sauer. Können Sie sich gut gegen andere abgrenzen, oder haben Sie Schuldgefühle und Ängste, wenn Sie nein sagen?

Ein «Salzstein» beruhigt einen verstimmten Magen und lindert Bauchschmerzen. Erhitzen Sie eine Tasse voll Salz und geben Sie es anschließend in ein Tuch. Dieses wird zu einem Säckchen zusammengeknotet und auf die betroffene Stelle aufgelegt. Sie können die schmerzende Region auch leicht mit dem Salzstein massieren.

Der Heusack hilft bei vegetativen Magen-Darm-Beschwerden mit Krämpfen oder kolikartigen Schmerzen und bei Muskelkrämpfen. Er wirkt schmerzlindernd und wird deshalb auch das «Morphium» der Naturheilkunde genannt, besonders bei Rückenleiden, Knie- oder Hüftbeschwerden. Sie benötigen dafür Heu oder getrocknetes Gras und füllen es in einen Kopfkissenbezug – oder Sie besorgen sich aus dem Reformhaus oder der Apotheke sogenannte Einmal-Heusäcke. Der Heusack wird vor der Anwendung leicht angefeuchtet und erhitzt, am besten im Wasserdampf über dem Siebeinsatz eines alten Topfes. Die Erhitzung soll relativ lang erfolgen – rund eine Stunde –, um die harten Grashalmstücke aufzuweichen.

Vorgehen: Der heiße Heusack wird an der Luft aufgeschüttelt, bis der Inhalt gleichmäßig verteilt ist. Danach wird er auf den Körper aufgelegt, wobei er außen nicht zu heiß sein darf, da Sie sich sonst verbrennen. Der Heusack modelliert sich der Körperpartie gut an und wird mit Hilfe eines Wickels dicht an den Körper gelegt. Als Wickel verwenden Sie am besten alte Handtücher, da sich die braunen Verfärbungen, die durch das Heu hervorgerufen werden, nur schlecht entfernen lassen. Eine oft gestellte Frage ist, ob Patienten mit Asthma oder einer Pollenallergie einen Heusack anwenden dürfen: Aus einem vorschriftsmäßig gewickelten Heusack können in der Regel keine Pollen mehr herausfliegen, und die Anwendung wird auf der Haut meistens gut vertragen. Normalerweise löst getrocknetes Gras auch keine Allergie aus.

Eine leichte Bauchmassage hilft bei Schmerzen, die durch Blähungen verursacht werden. Legen Sie die linke Hand über die rechte und fahren Sie mit kreisenden Bewegungen über den Unterbauch. Atmen Sie dabei tief ein und aus. Beginnen Sie am Nabel und bewegen Sie die Hände zuerst nach links, dann nach unten über den Unterbauch und wieder nach oben nach rechts in Richtung Nabel. Wiederholen Sie das zwanzigmal.

Gönnen Sie sich nach dem Essen eine kleine Verdauungspause. Legen Sie sich auf die rechte Seite mit der rechten Hand unter dem Kopf. Diese Lage fördert die Verarbeitung der Mahlzeit.

Wenige Menschen nehmen sich die Zeit und die Ruhe, in sich hineinzuspüren, wo eigentlich die Ursachen für ihre Beschwerden und Krankheiten liegen könnten. Der Körper hat zu funktionieren – und die Seele hat schon lange abgeschaltet. Ich verstehe den Leib als das wunderbarste, wertvollste und – in Verbindung mit der Seele – das vollkommenste Werk des Schöpfers. Viele ältere Menschen haben noch gelernt, sie müssten den Leib missachten, um Gott nahe kommen zu können. Das ist ein altes Missverständnis. Wir sollen auf diesen Leib achten, ihn wertschätzen und seine Botschaften hören und respektieren.

Im Alten Testament gibt es viele Texte, die eine verständliche und liebevolle Körpersprache sprechen. Da wird der Mensch als Gotteswerk besungen, gekrönt mit Glorie und Glanz, und oft ist von Fülle und Lebensfreude die Rede. Im Hohen Lied Salomons findet sich die Beglückung an der Sexualität und die Unschuld der Liebe: «Bei Nacht, auf meinem Lager suchte ich, den meine Seele liebt», spricht die Frau, und der Geliebte antwortet: «Deine Liebkosungen um wie viel besser als Wein, und der Duft deiner Öle geht über jeden Balsam!» Solche Unschuld und solche Lust an unserem Körper und aneinander sind uns ganz fremd geworden.

Eine Frau erzählte mir von einer Reise nach Indien. Ihr war aufgefallen, dass die jungen Männer dort ganz selbstverständlich Hand in Hand gehen und sich umarmen. Auch ich kenne dieses Erstaunen: Bei uns sieht man selten Zärtlichkeit oder die Äußerung spontaner Freude oder Tränen unter Freunden – schon gar nicht in der Öffentlichkeit. Wir kontrollieren genau, welche Seelenregungen innen bleiben müssen und was nach außen gelangen darf. Diese Trennung gibt es im Alten Testament nicht. Bei den Juden wohnt die Seele im Blut. Ein schönes Bild für Ganzheit, denn das Blut fließt durch all unsere Zellen, man kann es nicht trennen oder herausfiltern.

Im Neuen Testament sind die Heilungsgeschichten Jesu für mich schöne Beispiele, wie die Seele sich im Körper ausdrückt. Der Gelähmte im Markusevangelium ist körperlich gelähmt, das kann aber auch ein Bild für eine innere Lähmung sein. Wenn etwas die Seele zu sehr belastet, erstarrt der Körper. Der Gelähmte bittet seine Freunde, ihn zu Jesus zu bringen. Ihre Hilfe besteht nicht nur im Tragen seiner Bahre, sondern auch in ihrer Anteilnahme an seinem Leiden. Jesus sieht den Glauben der Freunde, und das genügt ihm – er bringt die Seele des Gelähmten wieder in Bewegung.

Kennen wir das nicht auch, dass wir innerlich erstarren, wenn eine Situation unerträglich geworden ist? Wie schwer fällt es uns dann, um Hilfe zu bitten oder einfach um eine Umarmung. Dabei sind gute Freunde hilfreiche Wegbegleiter. Auch andere Beispiele aus den Evangelien können Bilder für unsere Seele sein, zum Beispiel Blindheit und Taubheit. Wir könnten uns bei Sehstörungen fragen, was wir nicht sehen wollen, wo unser blinder Fleck ist. Tinnitus hat häufig damit zu tun, dass wir unsere innere Stimme überhören, dann pfeift und klingelt sie in unseren Ohren.

Jesus heilte viele Kranke durch Berührung, und er fragte sie, was sie brauchen, wie er ihnen helfen könne. Sein Umgang mit dem Körperlichen hat etwas menschlich Befreiendes. Er suchte nicht nach Ursachen und Fehlern. Er berührte die Menschen, er berührte ihre Körper und berührte sie durch den Körper hindurch in der Tiefe ihrer Seele. Gott will den Menschen mit seiner liebenden Hand berühren, das zeigt das Wirken Jesu.

Im Neuen Testament beschreibt Paulus den Leib als Tempel Gottes. Wir Christen haben die Seele und die Kirche hat die Seelsorge lange an die erste Stelle gesetzt, doch Jesus erinnert uns daran, dass der Weg zum Sein – zur Menschwerdung – nicht allein ein Seelenweg ist. Dieser Weg führt durch den Körper, das Atmen, die Bewegung und die Stimme. Körperhaltungen sind Ausdruck für das Sein. Unser Sein und die Seele sind in unserem Körper beheimatet. Ist der Leib Tempel Gottes, dann wohnt Gott in jedem Menschen. Bekommt der Leib eine wesentlichere Bedeutung, kann das zu einem neuen Verständnis von Lebendigkeit führen. Es ist gut, wenn gerade wir Christen uns daran wieder erinnern, dass unser Leib nicht unser Feind ist. Die folgende Übung kann das Vertrauen in den Körper in besonderer Weise wecken, und sie ist sehr intensiv für alle Sinne:

Gehen Sie mit einem Menschen, dem Sie vertrauen, an einen schönen Ort in der Natur. Verbinden Sie sich die Augen und lassen Sie sich von Ihrem Partner auf dem Weg führen. Der Partner achtet sorgfältig darauf, dass Sie nicht stolpern, er macht Sie auf Hindernisse aufmerksam. Lassen Sie sich so führen, dass Sie sich wohlfühlen – Sie können sich an einer Schulter festhalten oder sich auch am Arm oder in den Arm nehmen lassen. Überprüfen Sie, ob Sie Ihrem Partner vertrauen können. Dann vertrauen Sie sich der Führung an wie ein Kind und entspannen Sie sich mit jedem Schritt mehr. Sie müssen nichts tun. Nehmen Sie intensiv den Boden unter Ihren Füßen wahr, die Geräusche der Umgebung, die Gerüche, den Wechsel von Licht und Schatten auf Ihrem Gesicht.

Es mag sein, dass Sie in dieser Übung zuerst Unsicherheit und Anspannung spüren, lassen Sie sich davon nicht entmutigen und sprechen Sie mit Ihrer Begleitung darüber. Wir haben es nicht gelernt, uns ganz anzuvertrauen. Die Spannung sitzt dann häufig im Beckenbereich, wo der Bewegungsimpuls herkommt. Auf die Körperbotschaft zu hören könnte in diesem Fall bedeuten: Wann halte ich Bewegungsimpulse zurück, auch innere spontane Impulse, und warum tue ich das? Wenn ich mich mit dem Partner, der mich führt, unwohl fühle: Habe ich ein tieferes Misstrauen, das ich nicht aussprechen kann, oder Bedürfnisse, die ich mir nicht eingestehe?

Die Kneipp-Therapie als Leib-Seel-Sorge

Lebe recht vernünftig; schätze es hoch, im Sonnenlicht dein Tagwerk vollbringen zu können; verdirb nicht selbst die gute Luft, welche du einatmen kannst, und sei nicht frevelhaft gegen deinen Körper, indem du mehr von ihm verlangst, als

188

er zu leisten vermag. Mit anderen Worten: Handle nicht unver-
nünftig gegen dich selbst! Sebastian Kneipp

Kloster Arenberg, das einstige Kneipp-Sanatorium, will ein Ort sein, an dem der Ganzheitlichkeit ein Raum eröffnet wird. Durch die Erfahrung eines halben Jahrhunderts mit der Gesundheitslehre von Pfarrer Sebastian Kneipp können wir heute seine Lehren zeitgemäß interpretieren. Als Kneipp Anfang dreißig war, wurde eine unheilbare Tuberkulose bei ihm festgestellt – die Ärzte gaben ihn auf. Er hatte sich schon zuvor mit der Heilkraft des Wassers beschäftigt, und nun machte er einen drastischen Selbstversuch: 1849 nahm er sein erstes Vollbad in der eiskalten Donau, dem viele weitere folgten. Er wurde wieder gesund – ein Wunder? Er selbst sah es nicht so, doch viele andere, die bald in Massen in das kleine Dorf Wörishofen pilgerten, um von ihm behandelt zu werden. Kneipp lebte zeit seines Lebens in einfachsten Verhältnissen auf dem Land, also der Natur nahe, auch wenn er in späteren Jahren viele Reisen unternahm, um seine Methode vorzustellen, die sich wie ein Lauffeuer in ganz Europa verbreitete.

Die Lehre von Sebastian Kneipp basiert auf fünf Säulen: Wasser, Bewegung, Heilkräuter, Ernährung und Lebensordnung, was wir in Arenberg Spiritualität nennen. Vor allem das Wassertreten machte den Pfarrer berühmt, und sein Buch *Meine Wasserkur* war damals, 1886, ein Bestseller. Ich möchte hier nur auf die heilende Kraft des Wassers eingehen, nicht auf die anderen Säulen der Kneipp'schen Lehre – darüber können Sie mehr in den anderen Kapiteln lesen.

Die Wasserkur findet heute Anwendung bei der Vorbeugung von Krankheiten, aber auch bei Herz- und Kreislaufstörungen, Blutdruckproblemen, Durchblutungs- und Stoffwechselstörungen und Erkrankungen der Atemwege

– also bei vielen Beschwerden, die wir heute, sofern sie nicht organisch bedingt sind, als Zivilisationskrankheiten bezeichnen. Schon Kneipp hat im Grunde Körperbotschaften als Seelenbotschaften verstanden, er behandelte viele Stadtmenschen und schüttelte den Kopf über ihr unvernünftiges und ruheloses Leben: «Der Menschenkörper, diese lebendige Uhr vom besten Gang und Schlag, liefe und schlüge vortrefflich, wenn nicht der menschliche Tor Schmutz und Sand und anderen Unrat zwischen die Räder werfen und so den geordneten Lauf stören, vielleicht zerstören würde.» Ein wesentlicher Begriff in der Kneipp-Therapie ist die «Abhärtung». Neuere Untersuchungen wiesen nach, dass besonders durch die Wasseranwendungen die allgemeine Abwehrkraft gestärkt wird – sowohl gegen Umweltreize als auch gegen Infektionen. Damals wie heute nutzen wir heißes und kaltes Wasser dafür. Grundsätzlich gilt: Heißes Wasser beruhigt und entspannt, kaltes Wasser regt an und belebt. Heißes Wasser wirkt weiterhin erweiternd auf die oberflächlichen Blutgefäße. Es verbessert die Haut- und Muskeldurchblutung und vermindert die Durchblutung innerer Organe. Kaltes Wasser führt zu geringerer Hautdurchblutung, verstärkt aber die Blutzufuhr zu den inneren Organen und hemmt biomechanische Reaktionen, die Entzündungen verursachen. Beides lindert Verspannungen und Muskelkrämpfe. Eine so verstärkte Durchblutung regt das Immunsystem an. Dies unterstützt den Körper bei der Bekämpfung von Krankheiten und Infektionen. Die Versorgung der Körperzellen mit Sauerstoff und anderen Nährstoffen wird erhöht, das Kreislaufsystem angeregt und gestärkt. Das wiederum erhöht den Lymphabfluss und unterstützt die Schweißdrüsen bei der Ausscheidung von Schlackenstoffen.

Es gibt viele verschiedene Wasseranwendungen: Waschungen, Güsse, Druckstrahlmassagen, Wassertreten, Bäder und Sauna. Bevor Sie einige Kneipp-Anwendungen zu Hause ausprobieren, sollten Sie mit Ihrem Arzt klären, ob dieses Naturheilverfahren eine geeignete Therapie für Sie ist. Achten Sie darauf, dass Sie sich nicht überanstrengen. Zwischen zwei verschiedenen Güssen sollte beispielsweise immer eine Pause von zwei Stunden liegen. Vor Kaltwasseranwendungen müssen die Stellen, die behandelt werden, warm sein. Sie dürfen nicht frieren.

Der kalte Knieguss

* Der kalte Knieguss regt den Kreislauf an, schafft eine bessere Durchblutung, entstaut, beruhigt und ist schlaffördernd. Sie benötigen dazu eine Handbrause mit abgeschraubtem Kopf. Das Wasser sollte eine Temperatur zwischen 12 und 18 Grad Celsius haben.

* *Vorgehen:* Beginnen Sie beim Fußrücken des rechten Fußes und führen Sie den Wasserstrahl an der Außenseite des Beines langsam aufwärts, bis eine Handbreit über dem Knie. Hier führen Sie den Wasserstrahl einige Sekunden lang um das Bein herum, sodass das Wasser sich wie ein Mantel um das Bein legt. Dann führen Sie den Strahl an der Innenseite wieder abwärts. Jetzt machen Sie den Knieguss am linken Bein. Wiederholen Sie den Guss an beiden Beinen und begießen Sie zum Abschluss die Fußsohlen. Danach streifen Sie das Wasser ab und bewegen sich, bis die Beine wieder warm sind. In der kalten Jahreszeit ziehen Sie warme Socken an. Eine Steigerung des Kniegusses ist der Schenkelguss. Bei ihm wird das Wasser bis zur Höhe der Leistenbeuge geführt.

Der kalte Armguss

* Er unterstützt die Durchblutung des Herzens, regt bei niedrigem Blutdruck den Kreislauf an, wirkt belebend bei Müdigkeit und Abgespanntheit.

* *Vorgehen:* Beginnen Sie beim Handrücken des rechten Armes und leiten Sie den Wasserstrahl langsam an der Außenseite hinauf zur Schulter. Dort führen Sie den Strahl einige Sekunden lang um den Arm, damit das Wasser den ganzen Arm hinabläuft. Nun führen Sie ihn an der Innenseite wieder abwärts zur Hand. Dann nehmen Sie den linken Arm und wiederholen nochmals den Guss an beiden Armen. Anschließend streifen Sie das Wasser nur ab – nicht abtrocknen –, ziehen sich an und erwärmen sich wieder.

Der kalte Gesichtsguss

* Erfrischt bei Abgeschlagenheit, beruhigt ein nervöses Herz, kann Kopfschmerzen lindern. Die Haut wird dabei gut durchblutet.
* *Vorgehen:* Beugen Sie sich über die Badewanne und legen Sie sich ein Handtuch um den Hals. Beginnen Sie an der rechten Schläfe den Wasserstrahl über die Stirn zur linken Schläfe zu führen und wieder über die Stirn zurück zur rechten Gesichtshälfte. Begießen Sie die rechte Gesichtshälfte mit drei senkrechten Strichen (mit dem Wasserstrahl senkrecht auf- und abfahren). In gleicher Weise begießen Sie die linke Gesichtshälfte. Anschließend umkreisen Sie das Gesicht dreimal mit dem Wasserstrahl. Währenddessen atmen Sie langsam durch den Mund ein und aus. Nach dem Guss tupfen Sie das Gesicht leicht ab.

Das Wechselfußbad

* Hilft bei beginnender Erkältung und hohem Blutdruck, verbessert die Durchblutung, ist jedoch nur bei leichten Durchblutungsstörungen anzuwenden. Sie benötigen zwei Fußbadewannen oder große Eimer, jeweils mit warmem (36–38 Grad) und kaltem (18–20 Grad) Wasser.
* *Vorgehen:* Setzen Sie sich auf einen Stuhl und baden Sie die Füße fünf Minuten in dem warmen Wasser. Anschließend tauchen Sie die Füße für zehn Sekunden ins kalte Wasser ein.

Wiederholen Sie den Vorgang. Um die Wirkung zu verstärken, können Sie dem warmen Wasser frische oder getrocknete Heublumen oder Rosmarin hinzufügen. Nach dem Fußbad streifen Sie das Wasser ab, ziehen warme Socken an und gehen so lange, bis die Füße wieder warm sind.

Aus den Methoden von Pfarrer Sebastian Kneipp ergeben sich zehn Lebensregeln, die ich Ihnen abschließend mitgeben möchte. Sie fassen in meiner Sprache seine Lehre und unser Anliegen zusammen:

1. Gesundheit kann man nicht kaufen. Man muss sich täglich neu um sie bemühen und mit einer ausgeglichenen Lebensweise gut für sich selbst sorgen. Jeder Tag kann ein Neubeginn für Sie sein. Seien Sie bereit, immer hinzuzulernen. Es gibt viel mehr zwischen Himmel und Erde, als Sie je für möglich gehalten haben.

2. Sehen Sie in jedem anderen Menschen ein Wesen, das ebenso wie Sie nach Glück strebt. Versuchen Sie, den anderen mit den Augen des Herzens anzusehen, aber verlieren Sie sich selbst dabei nicht aus dem Blick. Wenn Sie sich für die einsetzen, die Ihre Hilfe brauchen, stärkt das die soziale Gemeinschaft und schenkt Vertrauen in die eigene Kraft. Tun Sie nicht mehr, als Sie vermögen.

3. Denken Sie an die begrenzten Ressourcen der Erde. Kaufen Sie gesunde Lebensmittel und unterstützen Sie den Lebensmittelladen in der Nachbarschaft. Seien Sie sparsam beim Gebrauch von Wasser, Strom und Benzin. Wir haben es selbst in der Hand, an einer gesunden Umwelt mitzuwirken.

4. Freuen Sie sich über die kleinen Dinge des Lebens, versuchen Sie, deren Schönheit zu erkennen, und betrachten Sie die Natur mit all ihren Lebewesen als Ihnen verwandt. Halten Sie sich nicht zurück, wenn Kritik notwendig ist, aber seien Sie ebenso großzügig mit Lob und Anerkennung.

5. Suchen Sie sich einen sanften Ausgleich zu Stress und Anspannung. Erspüren Sie Ihre tiefen Bedürfnisse, selbst wenn sie sich zunächst scheinbar nicht mit dem hektischen Alltagsleben vereinbaren lassen. Machen Sie Termine mit sich selbst, wo Sie nur das tun, was Ihnen Freude bereitet.

6. Leben ist Bewegung. Gehen Sie, wann immer es möglich ist, an die frische Luft. Nehmen Sie sich die Zeit, zu Fuß zu gehen, statt das Auto zu benutzen. Treiben Sie Sport, jedoch ohne übertriebenen Leistungsanspruch. So bringt Bewegung Fröhlichkeit, stärkt den gesamten Organismus und verleiht Ihnen Ausdauer und einen langen Atem.

7. Stärken Sie sich täglich mit einfachen Kneipp-Anwendungen. Wechselduschen, Arm- oder Fußbäder vertreiben Unpässlichkeit und bringen Ihr Immunsystem auf Vordermann.

8. Ernähren Sie sich nach gesunden Prinzipien. Spüren Sie, welche Nahrung Ihnen guttut und welche Sie müde macht. Essen Sie viel Frischkost, Getreide, verwenden Sie native Pflanzenöle (Öle, die ausschließlich mechanisch gewonnen werden, ohne Anwendung thermischer Verfahren). Frische, unbehandelte, einheimische Lebensmittel lassen sich als Rohkost oder schonend gegart appetitlich anrichten und versorgen den Körper mit allen wichtigen Nährstoffen.

9. Gehen Sie bewusst und verantwortlich mit Nikotin, Alkohol oder auch Zucker um und sorgen Sie dafür, dass Sie Ihren Körper nicht vergiften. Versuchen Sie, sich einmal im Jahr für einige Zeit dieser Gifte ganz zu enthalten, damit Ihr Körper sich erholen kann.

10. Lernen Sie realistisch einzuschätzen, was Sie leisten können, und setzen Sie sich ohne Zurückhaltung für das ein, was Ihnen am Herzen liegt. Lernen Sie aber auch, Ihre Grenzen zu akzeptieren, und seien Sie mit sich und anderen geduldig, wenn etwas nicht sofort gelingen will.

Was unter die Haut geht: Herzensberührung

Der mittelhochdeutsche Ausdruck *rueren* heißt in seiner ursprünglichen Bedeutung «mischen» und «mengen», auch «vermischen» beziehungsweise «vermengen». Da, wo sich äußere Einflüsse mit unserem inneren Wesen vermischen, wirkt das, was wir Berührung nennen. Im Mittelalter wurde «rühren» vorwiegend im Sinne von «in Bewegung setzen» gebraucht. Geblieben sind Spuren in unserer Alltagssprache: Wenn jemand sich nicht *rührt*, dann bewegt er sich nicht. Auch das Wort «Aufruhr», die starke innere wie auch äußere Bewegung, stammt aus dieser Wurzel. Gleichzeitig bedeutet «rühren» schon im Mittelhochdeutschen auch «anfassen», «anstoßen» und «nahe sein». Ich könnte also sagen: Wo Berührung stattfindet, da wird etwas in Bewegung gesetzt. Oder umgekehrt: Wo wir etwas in Bewegung setzen wollen, da ist Berührung notwendig, zumindest ein Anstoß. «Berühren» und «bewegen» sind Worte, die für seelisches und für körperliches Erleben gleichermaßen gelten. Es sind Worte für das, was geschieht, wenn ein äußerer Einfluss und inneres Erleben einander befruchten, wenn sie sich zu etwas Neuem vermischen: Als Gottes Geist das Chaos berührte, entstand die Welt und alles, was darin wächst und lebt und strebt. Berührung ist also ein uranfänglicher elementarer Akt des Werdens, Berührung ist Schöpfung. Und auch, wo Himmel und Erde sich berühren, wo Menschen sich in Liebe umarmen, entsteht neues Leben.

Die intensivsten Momente in meinem Leben sind berührende, bewegende Momente. Sie sind meine Erfahrung von Ganzheit. In diesen Augenblicken fühlt sich mein Körper in meiner Seele zu Hause – und meine Seele ist in meinem Körper daheim. Ich erinnere mich an einen Tag meiner Kindheit, wo ich dieses Gefühl zum ersten Mal bewusst wahrgenommen habe. Ich saß still unter einem großen Lindenbaum auf unserem Dorfplatz. Ich saß dort ganz für mich allein, schaute, lauschte, nahm den Geruch in mich auf, war ganz im Augenblick. Ich war im Reinen mit mir und mit allem um mich herum. Etwas in mir öffnete sich und etwas berührte mich. Ich empfand tiefe Geborgenheit. Aus der heutigen Perspektive würde ich es so erklären: Meine Seele wurde im Innersten berührt. Körper und Seele kamen dadurch in Einklang. Heute erlebe ich solche Momente immer wieder als tiefes Aufgehobensein in Gott. Diese Erinnerung gibt mir noch heute Kraft, berührt mich noch jetzt.

Es kann mich ebenso bewegen, wenn am Deutschen Eck die Sonne im Rhein versinkt. Wenn ich das Lächeln eines anderen Menschen erwidere. Gemeinsam zu sprechen kann sehr bewegend sein, ebenso wie gemeinsam zu schweigen. Am meisten aber berührt die Stille selbst, denn die Stille ist die Sprache der Seele. Sie ist in allem enthalten und mit allem in Berührung. Dadurch kann sie alles miteinander in Beziehung setzen und ein Lebensgefühl von Verbundenheit hervorrufen. Kinder spüren dieses Eingebundensein noch stark, ganz von selbst sind ihre Seelen offen. Wir Erwachsenen müssen diese Offenheit erst wieder neu entdecken. Die folgende Übung zeigt, dass die meisten Menschen in ihrer Kindheit ganz natürliche Begegnung mit Gott hatten. Sie hätten nur nie dieses Wort gebraucht …

Erinnern Sie sich an einen Moment in der Kindheit oder an einen späteren, wo Sie tief von etwas berührt waren. Lassen Sie ihn als Gegenwart wieder in sich aufsteigen, so, als hätte es keine Zeit dazwischen gegeben. Erinnern Sie sich genau, wo Sie sich in jenem Augenblick befanden, zu welcher Tageszeit es war, was geschah. Nehmen Sie den Moment mit allen Sinnen wahr – und erfühlen Sie auch die tiefere Dimension, das, was Sie daran nicht erklären oder beschreiben können. Erinnern Sie sich, wie bezaubert Sie waren und wie überwältigt vom Geheimnis Ihres Lebens. Nehmen Sie mit allen Zellen die nährende Kraft dieser lebendigen Erinnerung auf.

Das Herz kennt keine Zeit. Es erinnert sich an intensive Momente auch nach vielen Jahren noch so, als sei es erst gestern gewesen. Das Herz entsinnt sich aber auch jener Augenblicke, in denen wir unangenehm berührt waren, Augenblicke von Herzensangst oder von tiefem Schmerz.

Ein Gast berichtete mir von einer solchen Erfahrung in seiner Kindheit. Er war nachts von einem Albtraum aufgewacht. Er rief nach den Eltern, doch die waren auf einem Fest, sodass niemand ihn hörte. Das ist etwas, das wahrscheinlich jeder von uns einmal ähnlich erlebt hat. Der Junge geriet in seiner Angst in tiefe Not und Verzweiflung. Es war nur ein einziger Moment, doch er genügte, um eine Lebenshaltung anzunehmen. Das Kind glaubte: Niemand ist für mich da, ich muss alles allein schaffen. Mit dieser Einprägung brachte sich der Heranwachsende (und später der Erwachsene) in eine leidvolle Einsamkeit, ohne dass ihm der Ursprung seiner Isolation bewusst war. Für den Mann war es berührend und erlösend zugleich, seinen Schmerz endlich mitteilen zu können. Und seinen Eltern zu verzeihen, dass sie nicht für ihn da gewesen waren, nach mehr als vierzig Jahren.

Ich mache in Kloster Arenberg keine therapeutische Begleitung. Viele Türen gehen von allein auf, wenn Menschen für eine Weile hier ausruhen und sich von uns angenommen fühlen. Erst kommt die Erholung, dann die Begegnung, und erst im Anschluss daran kann die Heilung beginnen. Vieles erfahre ich ohne Worte durch die Körperarbeit, durch meine Hände, und manchmal ist es schwer auszuhalten. Ich erfahre, wie Menschen jahrelang ungerührt über sich selbst hinweggegangen sind und den eigenen Leib behandeln, als sei er ein gefühlloses Ding. Sie haben die Schultern zusammengezogen, die Zähne zusammengebissen, den Rücken krumm gemacht und das Herz eingeschnürt – sie haben versucht, irgendwie klarzukommen.

Hinter schmerzhaften Fehlhaltungen stecken häufig falsche Lebenshaltungen. Angst vor Leid, Angst vor erneuter Enttäuschung lässt Menschen eine innere Mauer aufbauen, die besonders im Herzbereich wie ein Panzer spürbar wird. Die Ängste sind verständlich. Nur leider funktioniert das Verschließen des Herzens und auch die permanente Anspannung der Brustmuskeln irgendwann wie ein genereller Lebensverschluss: Indem wir die peinigenden Erfahrungen ausschließen, sind wir nicht mehr in der Lage, uns den freudvollen und schönen Augenblicken des Lebens zu öffnen. Deshalb wirken viele Menschen so zurückgenommen, so unlebendig. Sie haben sich selbst vor die Tür des Herzens gesetzt. Die Öffnung des Herzens ist ein wesentlicher Schritt zu mehr Vitalität, aber sie erfordert auch Mut und viel Geduld.

Setzen Sie sich ruhig und gesammelt hin. Lassen Sie den Atemstrom durch den Körper ein- und ausgehen. Wenn Sie innerlich bereit sind, stellen Sie sich eine geliebte Person vor, die Ihnen gegenüber Platz nimmt. Das kann der Geliebte sein oder auch die verstorbene Großmutter, jemand, der Sie liebt oder geliebt hat – und den auch Sie lieben. Es kann eine Person sein, die Sie tief verehren, Ihr Schutzengel oder ein Licht ganz ohne Form. Es kann Jesus sein oder Maria, seine Mutter. Er oder sie schaut Sie liebevoll an, voller Güte und Mitgefühl. Ein kleines Lächeln steht in den Augenwinkeln ... Sie fühlen, wie Sie das Lächeln erwidern wollen, und geben nach ... Sie fühlen sich gesehen, angenommen, so wie Sie sind, ohne Bedingungen. Wann haben

Sie sich das letzte Mal so geliebt gefühlt? Tiefe Liebe strahlt wie eine Sonne von Ihrem Seelenfreund aus, von Ihrer Seelenfreundin. Vielleicht fühlen Sie die Wärme seines/ihres Herzens, die Sie sanft einhüllt und umarmt. Wie ein Kind lassen Sie sich fallen in diese Umarmung, bis Sie spüren, wie Ihr Herz sich öffnet und die Umarmung ganz erwidert. Sie spüren die Wärme, die Liebe und das Licht Ihres eigenen Herzens.

Viele Menschen weinen bei dieser Übung, weil sie es nicht glauben können, dass sie bedingungslos geliebt werden, dass so viel Liebe für sie da ist. Wir haben gelernt, stark zu sein, erfolgreich, unsere Pflicht zu erfüllen – und dafür dann zur Belohnung geliebt zu werden, vielleicht. Und vielleicht sind wir ja selbst bereit, zu lieben, aber meistens auch erst dann, wenn wir bekommen haben, was wir wollten.

Wie wir lieben können ohne Bedingungen, einfach so, das haben wir nicht gelernt. Das können wir nur, wenn wir das Herz ganz öffnen. Es ist unser empfindsamster Teil. Seien wir langsam damit. Ich frage immer um Erlaubnis, bevor ich ein Herz behandle – durch Berührung oder indem ich die Hände dicht über das Herz halte –, weil so vieles durch Herzarbeit ausgelöst werden kann. Berührtsein, Tränen, Rührung, manchmal Aufruhr. Ich fühle, dass viele Menschen einen ganzen See ungeweinter Tränen in sich tragen und mit einer tiefen Sehnsucht nach bedingungsloser Liebe ins Kloster kommen.

Sich berühren zu lassen von der eigenen Not, das ist der Beginn von Liebe, und Liebe öffnet uns für die Intensität des Daseins – egal ob sie nun schmerzhaft ist oder schön. Eine junge Frau kam über zwei Jahre immer wieder zur Aroma-Massage, bis sich ihr Herz ganz öffnete. Sie sagte: «Seit ich mein Herz fühle, kann ich richtig weinen. Und seit ich richtig weinen kann, kann ich auch richtig lachen.» Freude und

Schmerz gehören zusammen wie Licht und Schatten. Das eine ist nicht ohne das andere zu haben. Das Herz verbindet sie durch die Liebe, die alles annimmt, so wie es ist.

Liebe heilt. Berührung ist der Weg der heilenden Liebe. Schon Dominikus (um 1170 bis 1221), unser Ordensgründer, war es ein Herzensanliegen, dass seine Brüder und Schwestern in ihrem Zusammenleben liebevoll füreinander da sind. Für Mutter Cherubine, die Gründerin unserer Gemeinschaft im 19. Jahrhundert, bedeutete heilende Liebe, für die Menschen in ihrer Not da zu sein, die Armen zu unterstützen, wo es ging, und die Kranken und Sterbenden zu pflegen und zu begleiten. Unsere Arbeit hat denselben Kern, die Liebe zum Nächsten.

«Heil» heißt in seiner ersten Bedeutung «ganz», so wie das englische Wort *whole*, das mit unserem «heil» verwandt ist. Im deutschen Ausdruck «heilfroh» kommt die Freude an der Ganzheit zum Ausdruck, und auch Worte wie «Heiland» oder «Heiligkeit» deuten auf eine Ganzheit im umfassenden Sinne hin – auf eine Menschlichkeit nämlich, die das Herz offen hat. Ein offenes Herz tanzt mit der Welt und ist zugleich ganz bei sich. Es ist nicht getrennt von sich, es ist nicht getrennt von Gott. Ein offenes Herz öffnet auch die Herzen der anderen: Immer wieder wird die herzliche Atmosphäre in unserem Haus von den Gästen hervorgehoben. Seelsorge beginnt hier in den vielen kleinen Gesprächen im Park oder auf dem Flur. Leibsorge wird in der Küche und im Speisesaal großgeschrieben.

Es braucht gar nicht viel: Mich selbst wahrzunehmen oder von jemandem berührt zu werden geht unter die Haut, kann durch und durch gehen, und wir spüren mitten in der Dichte des Körpers etwas von der Transparenz unserer Seele. Manchmal müssen wir dicht sein, funktionieren und eine gewisse Härte an den Tag legen. Doch ebenso wichtig ist es, auch die andere Seite zu fühlen: die Sanftheit und Zartheit unserer selbst, die im nackten Herzen wohnen. Berührung kann zusammenbringen, was getrennt war. Das ist auch die Bedeutung von Religion: Wieder-Anbindung. Sie holt zu uns zurück, was wir nicht integriert haben, auch das, was wir vor die Tür gesetzt haben. Sie bringt uns als Menschen zusammen. Im Gebet führt sie uns zu Gott. Von Gott glauben die meisten, dass sie immer ganz viel tun müssen, um seiner würdig zu sein, und eigentlich sind wir nie gut genug für ihn. Ein Wort von Meister Eckhart erinnert mich daran, dass Gott nicht mein misstrauischer Vorgesetzter ist, sondern meine Liebe: «Du brauchst Gott nicht zu suchen: Er ist nicht entfernter als vor der Türe des Herzens, da steht er und harrt und wartet, wen er bereit findet, der ihm auftue und ihn einlasse. Du brauchst ihn nicht in der Ferne zu rufen: Ihn kommt das Warten, bis du auftust, härter an als dich. Er bedarf deiner tausend Mal mehr als du seiner: Das Auftun und das Hineingehen ist nur ein Moment.»

Alle Menschen fragen in der Tiefe ihrer Seele nach Gott, um von da aus wieder mit Leib und Leben in Einklang zu gelangen. In Kloster Arenberg gehen wir diesen Weg über das sogenannte Herzensgebet, das auch Dr. Hofmeir schon beschrieb. Es ist das tiefste Gebet, das ich kenne. Wir beten das Herzensgebet oder das Jesusgebet wie Pilger auf dem Weg. Die Schrift erzählt, dass das Volk Israel vierzig Jahre lang durch die Wüste irrte, auf der Suche nach seiner Heimat. Sie hätten sich verirrt, hätte nicht Gott selbst ihnen als Wolke am Tag und als Lichtsäule in der Nacht den Weg gewiesen. Im Jesusgebet, das wir nach der Anleitung von Pater Franz Jalics SJ beten, geschieht etwas Ähnliches. Wir verlieren Gott nicht aus den Augen:

Das Herzensgebet wurde von einem unbekannten russischen Pilger auf der Wanderschaft gesprochen. Wir sitzen dazu in Stille. Wir sammeln uns. Wir entspannen uns. Wir atmen. Wir beten den Namen Jesus Christus. Wir sprechen ihn in unserem Inneren aus. Wir wiederholen seinen Namen mit der Ausatmung: Jesus, und mit der Einatmung: Christus. Der Name Jesu Christi steht für seine Person. Wir verbinden uns durch den Namen mit ihm selbst, mit all dem, was er für uns ist. In der beständigen und konzentrierten Wiederholung des Namens in unserem Herzen werden wir von ihm erfüllt. Alle übrigen Gedanken treten zurück. Jesus, der Erwartete: Er tritt ein. Christus. Er beginnt, mit dem Atem zu fließen: Jesus. Sein Name sinkt in unser Herz, Christus, immer tiefer, bis das Herz vollkommen offen ist. Wir sinken so tief mit ihm, bis er ununterbrochen gegenwärtig ist: Jesus Christus.

Die Öffnung des Herzens ist notwendig in unserer Welt. Wir sind so kalt geworden und fühlen uns bedroht – wir erwarten überall Angriff oder Kritik, doch oft sind die Bedrohungen gar nicht real. Die meisten Menschen atmen generell zu flach, weil das Herz eingeschnürt ist von der Spannung unbewusster Ängste. Viele Menschen haben ständig kalte Hände und Füße, weil das Leben nicht in ihnen fließen, nicht in Fülle aufrauschen darf. Stress ist eigentlich nur ein anderes Wort für diese Zusammenziehung in der Angstkälte. Gefühllosigkeit ist die Folge. Immer wieder erzählen mir Gäste von schweren Nöten, aber sie erzählen es so nüchtern, wie ein Nachrichtensprecher Katastrophenmeldungen verliest. Gerade auch im Fernsehen hört man immer wieder Kommentare wie «Etwas ist tief berührend», «Es ist etwas Erschütterndes geschehen» – allein man sieht den Sprechenden an, dass sie gar nicht angerührt von dem sind, was sie sagen.

Stress, das sind die Bänder aus Eisen, die wir um unser Herz tragen, so wie der treue Heinrich im Märchen vom

Froschkönig. Als sein Herr von dem Fluch endlich erlöst wird, zerspringen auch die Eisenbänder – Heinrich muss sich nicht mehr zusammenreißen, und sein Herz kann aufatmen. Von Herz zu Herz zu spüren, sich selbst zu einer Herzensangelegenheit zu machen, das ist das Kernstück der heilenden Liebe. Es ist das Herzensanliegen meiner Arbeit. Die tiefste Sehnsucht des Menschen ist es, dort berührt zu sein. Aber erzwingen kann und darf man es nicht, der Wunsch kommt von innen, wenn die Zeit reif ist.

Wenn wir Stück für Stück die innere Härte ablegen können, die uns geschützt hat, und in der Weichheit des Herzens die leisen Regungen der Seele wieder spüren, dann zeigt sich die Wirkung bald in der äußeren Welt. Verspannungen lösen sich, die Falten in der Stirn glätten sich, Schmerzen lassen nach. Heilung ist immer Heilung zur Ganzheit, und diese geschieht durch innere Berührung. Wenn wir ganz mit uns selbst verbunden sind als unverwechselbare Individuen und uns zugleich als Teil eines größeren Ganzen erleben, dann leben wir buchstäblich mitten im Heil der Schöpfung. Dann müssen wir nicht besser, erfolgreicher, schöner oder reicher sein als alle anderen, denn wir gehören von Anfang an dazu, unaustauschbar. Wir berühren uns selbst wieder – und die Welt geht uns an. Wir werden berührt zur Menschwerdung und entdecken den Kern unzerstörbarer Liebe in uns.

Auch unsere Ganzheit als Männer und als Frauen können wir zurückgewinnen: Wenn wir mit uns selbst ins Reine kommen und unsere Unterschiedlichkeit in der Begegnung respektieren, dann ergänzen sich unsere Kräfte, und wir können glücklich leben und leidenschaftlich lieben. In der heutigen Gesellschaft sind wir zerrissen und gespalten in den Körper-Geist, der im Alltag funktionieren muss, und das Seelen-Herz, das in der Privatsphäre lebt, liebt und lacht. Um unsere Zärtlichkeit legen wir enge Grenzen. Schwäche erlauben wir uns nur, wenn es gar nicht mehr anders geht, und unsere Liebe hat mehr Bedingungen, als man aufzählen kann.

Um wieder ganz zu werden, müssen wir das Annehmende von Zärtlichkeit, Schwäche und Liebe neu entdecken und schätzen lernen. Sie stehen unserer Leistungskraft, unserer Vernunft und unserem Schaffensdrang nicht im Wege – sie ergänzen auf natürliche Weise unsere aktiven, gebenden Eigenschaften zu einem natürlichen und harmonischen Gleichgewicht. Der Mensch als Einheit von Körper, Geist und Seele lebt ganzheitlich. Meine Erfahrungen auf diesem Weg zeigen mir, dass Ganzheitlichkeit nicht machbar ist, sondern sie geschieht, sie wächst. Ganzheitliche Anwendungen sind lediglich Hilfsmittel, mögliche Wege, das Verlorengegangene aufzuspüren und wieder zu uns zurückzuholen.

In die Hand Gottes fallen

Wenn es nur einmal so ganz still wäre.
Wenn das Zufällige und Ungefähre
verstummte und das nachbarliche Lachen,
wenn das Geräusch, das meine Sinne machen,
mich nicht so sehr verhinderte am Wachen …
Rainer Maria Rilke

Die unterschiedlichsten Menschen besuchen uns in Kloster Arenberg. Wir haben kein Patentrezept für die vielen Nöte, Probleme und Lebenskrisen, die sie uns bringen. Wir versuchen mit einfachen, ganz bewusst geführten Angeboten zu heilen. Ruhe, Stille und Meditation heilen. Eutonie, Massagen, Wasseranwendungen und Bewegung heilen. Die Anwendung von Heilkräutern und gesunde Ernährung heilen.

Die Grundübung in unserem Hause nennt sich jedoch Achtsamkeit. Sie werden aufmerksam auf sich selbst – vielleicht zum ersten Mal in Ihrem Leben. Sie sammeln Ihr Bewusstsein auf den Leib und auf die Seele. Am Anfang ist das sehr schwer. Man braucht Geduld, Gelassenheit und Liebe für den eigenen Weg. Aber wer sich einlässt, wer sich der Stille anvertraut, wird bald eine Unterstützung und eine Hilfe spüren, die in uns selbst liegt. Ruhe und Stille erwecken den inneren Heiler, die innere Heilerin. Die Stille ist unser kostbarstes Gut – und das einzige wirklich wirksame Mittel gegen Stress. Starke Kräfte liegen in der Stille, sie ordnen und klären unseren Blick, sie zeigen das Wesentliche in unserem Leben. Wenn wir wesentlich werden mit Leib und Seele, dann werden wir wirklich. Und Wirklichkeit ist immer ganzheitlich.

In der Weihnachtszeit ertönt aus allen Lautsprechern in den Kaufhäusern, auf der Straße und den Weihnachtsmärkten das Lied «Stille Nacht, heilige Nacht ...», und im Weihnachtsgottesdienst hören wir: «Als die Nacht die Mitte erreicht hatte, da wurde dein allmächtiges Wort geboren.» Als es still war, wurde Jesus geboren, in der tiefsten Dunkelheit der Nacht, als zartes Kind. Diese Stille ist in uns, selbst wenn es laut ist. Im Lärm der inneren und äußeren Welt können wir sie nicht wahrnehmen. Erst in dem Moment, wo wir sie wieder hören, wird Gott aufs Neue in uns geboren. In der Stille der Seele spricht Gott unseren Namen. Dort berührt er uns mit seinem liebenden Wort. Und wir entdecken vielleicht zum ersten Mal: Wir sind nicht allein. Wir sind so gewollt, wie wir sind. Vertrauen wir uns also dem Leben immer mehr an, Schritt für Schritt, Tag für Tag – denn wir können nicht tiefer fallen als in Gottes Hand.

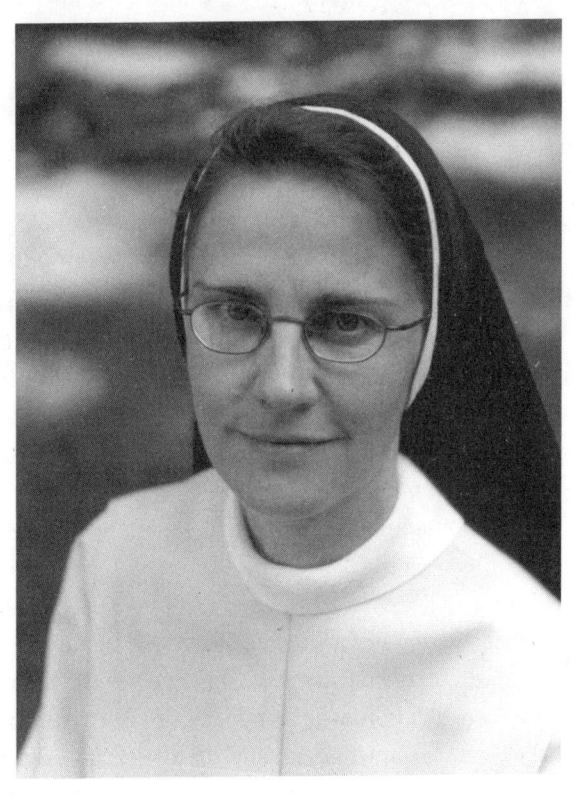

Schwester M. Scholastika op
Klänge der Welt,
Ort der Stille

Hörprobe

*Höre, Israel! Jahwe, unser Gott, Jahwe ist einzig. Darum sollst
du den Herrn, deinen Gott, lieben mit ganzem Herzen, mit
ganzer Seele und mit ganzer Kraft. Diese Worte, auf die ich
dich heute verpflichte, sollen auf deinem Herzen geschrieben
stehen. Du sollst sie deinen Söhnen wiederholen. Du sollst
von ihnen reden, wenn du zu Hause sitzt und wenn du auf
der Straße gehst, wenn du dich schlafen legst und wenn du
aufstehst.* **Deuteronomium 6,4**

Das sind Worte aus der Heiligen Schrift, die mich treffen
und ergreifen. Berühren. In diesen Worten liegt für mich
eine ganze Welt; sie sind wie Musik, wie eine leise, kraftvolle
Berührung von Himmel und Erde. Sind sie zu verstehen?
Kann ich sie erklären? Ich möchte es nicht. Sind sie eine For-
derung? Ich höre sie nicht. Ich ahne ihre Tiefe und versuche
sie zu leben, bleibe dabei Anfängerin. Manchmal sind sie laut
da, während des Tages, während der Woche, wie eine aus
der Seele gesprochene Liebeserklärung. Dann wieder ver-
stummen sie, gehen unter im Vielerlei des Alltags, oder ich
lege sie ungeachtet in ein inneres Ablagefach zurück, wie ein
kostbares Schriftstück, das keine Verwendung findet, wenn
die Ohren voll sind, das Herz besetzt ist. Wenn ich bei mir
selbst nicht zu Hause bin.

«Höre, Scholastika...» – diese Worte, sie drängen sich mir

nicht auf, verschaffen sich nicht ungeduldig Gehör, hüsteln nicht verlegen im Hintergrund. Sie warten auf mich hinter alldem, was sich tagein, tagaus so wichtig macht. Dann auf einmal sind sie wieder da – wie der Tau am frühen Morgen.

«Höre, Israel …» Wir Schwestern hören diese Worte im Kloster Samstag für Samstag in der Komplet, im Nachtgebet. Sie werden uns zugesprochen. Es ist ein Unterschied, ob ich sie in der Stille lese oder ob ich sie von einer Mitschwester laut und deutlich vernehme. Und ich merke auch: Es genügt nicht, sie nur einmal zu hören. Ich muss sie immer wieder mit ihrem je eigenen Klang in meinem Innersten aufnehmen und ankommen lassen. Sie haben nicht jede Woche die gleiche Wirkung, und doch treffen sie in mir immer wieder auf Resonanz und begleiten mich. Wenn auch nur für Augenblicke, aber mit der Hoffnung, dass ihre Schwingen, ihre Schwingungen sich über mir und unserer Gemeinschaft ausbreiten.

Darum: Höre, Israel – höre, du Mensch. Höre mit deinem ganzen Menschsein, mit ganzem Herzen, ganzer Seele, mit all deiner Kraft!

Worte des Lebens, Worte der Liebe – von überall werden sie mir zugesprochen. Mitten in aller Gewöhnlichkeit. Sie zu überhören hieße, das Leben selbst zu überhören. Diesem Hören mit meiner ganzen Existenz ist dieses Kapitel gewidmet. Dem Ganz-Ohr-Sein, dem Hin-Hören, dem Lauschen, das eine Brücke schlägt von außen nach innen, ins Innerste hinein, in die tiefste Wirklichkeit, die wir Gott nennen. Durch alle Töne und Tönungen, Geräusche, Klänge und Laute möchte ich hindurchhören zum Grundton meiner Wirklichkeit. Ist das nicht der Sinn unserer Sinne? Durch sie erfahren wir Lebenssinn, durch sie werden uns die Welt und die innere Wirklichkeit des eigenen Lebens erschlossen. Augen sind für uns Fenster zur Seele, Ohren die Tore zu ihr.

Diesen Weg schlagen wir ein: Wir gehen Schritte von außen nach innen. Langsame Schritte. Vom Hören als Empfangen der Welt im Ohr über das Zuhören als Zu-Neigung.
Vom Hören über Gott zum Hören des eigenen Herzens bis
in die Stille hinein, in der Gott spricht. Es ist kein leichtes
Unterfangen, schreibend, lesend das Hören neu zu lernen,
vielleicht auch nur zu vertiefen. Im Leiserwerden, in der Ver-
einfachung und Bescheidung das Wesentliche herauszuhö-
ren. Im buchstäblichen Ge-Horchen. Es ist ein Versuch ...

Die eigene Wellenlänge

Kuhglocken, Vogelgesang, das Scheppern von Milchkannen
und das Brummen der Kühlmaschine in der Metzgerei – das
sind die Klänge meiner Kindheit. Wenn Vater am frühen
Morgen aufstand, machte er unten im Geschäft als Erstes
das Radio an. All die Töne und Stimmen, sie blieben nicht
unten, sondern drangen hoch bis ins Zimmer, das ich mit
meiner Schwester teilte, und krochen ins Ohr. Ich mochte
diese Geräusche des Alltags, gaben sie mir doch das Gefühl
der Geborgenheit, zu Hause zu sein. Dazu gehörten auch die
Kirchenglocken morgens um sechs, dann mittags und abends
noch einmal. Wir lebten vertraut mit der großen Kirchturm-
uhr. Das laute Schlagen der Stunden ersetzte die Uhren im
Haus. Und auch heute höre ich jeden Tag die Glocken im
Kloster: Das wiederholte Läuten hält in uns die Erinnerung
wach, dass Gott Mensch geworden ist durch eine Frau, Maria, deren Namen wir in unserer Gemeinschaft alle tragen.

Mein jetziges Zuhause, das Kloster, hat andere Klänge,
eine andere Vertrautheit. Ich erkenne Mitschwestern am
Schritt, wenn sie die Treppe herunterkommen. Ich höre das
hohe «Geläut» eines Rosenkranzes, der an unseren Gürteln

hängt; das Blättern von Buchseiten im gemeinsamen Gebet und bei der Tischlesung im Refektorium, dem Speisesaal von uns Schwestern. Viele Mahlzeiten nehmen wir schweigend ein. Selbstverständliche Geräusche erhalten dann auf einmal eine Bedeutung: das Streichen einer Gabel auf dem Teller, das Wasser, das uns ins Glas gegossen wird, dann und wann ein tiefes Durchatmen, warum auch immer.

Wenn ich aufmerksam hinhöre, ist kein Geräusch, keine Erfahrung mehr selbstverständlich. Wenn ich mich zurücknehme, mich vereinfache und das scheinbar Unscheinbare wieder schätzen lerne, dann kann ich darin ankommen. Ganz. Ich werde gegenwärtig.

Die Schlichtheit meiner kleinen Welt, ich mag sie. Polsterlose Stühle. Gänseblümchen. Spatzen. Brot. Oder Regen in der Nacht bei offenem Fenster, das in den stillen Klosterhof hinausgeht, in dem die *Wartenden* mit dem leise plätschernden Brunnen in ihrer Mitte ihre einsamen Stunden teilen. Sie sprechen ihre eigene, lautlose Sprache.

Bei diesem Lauschen auf das Gewöhnliche merke ich dankbar, dass ich gar nicht so viel brauche, um glücklich zu sein. Schlichtes Hören öffnet mir einen Weg zur Sensibilität des Herzens. Ein Weg von außen nach innen. Es stimmt, was der heilige Ignatius von Loyola beschreibt: «Nicht vieles Wissen sättigt die Seele, sondern das Verkosten der Dinge von innen her.»

Von Blinden sagt man, der fallende Regen erschaffe für sie einen Hör-Raum. Er klopft auf eine Blechbüchse, schlägt auf ein Auto, prasselt in einem Busch. Da gibt es ganz unterschiedliche Klänge des Wassers auf den Dingen, und sie erschaffen für die Nichtsehenden eine Klangsilhouette der Welt. Versuchen Sie beim nächsten Regen, diese Silhouette der Welt mit geschlossenen Augen zu erlauschen.

Unzählige Hörreize begleiten uns. An die meisten haben wir uns gewöhnt. Alltagsgeräusche sind wie Klangteppiche: Wir gehen sie Tag für Tag ab und nehmen sie kaum mehr wahr. Sie überschreiten die Hörschwelle nur noch selten. Wir können all das gar nicht aufnehmen, was auf uns zukommt. So versuchen wir, darüber hinwegzuhören, filtern das Gehörte oder verschließen uns ganz, weil zu viel Lautes uns umgibt. Lärm raubt uns die innere Weite. Er besetzt, verengt, füllt auf, füllt ab, aber er erfüllt nicht.

Menschen besuchen Kloster Arenberg, um Ruhe zu finden. Sie treten ein in die Stille, und wider Erwarten erleben manche erst einmal einen erdrückenden inneren Lärm. Manchmal muss es um uns herum leise werden, damit wir wahrnehmen können, wie laut wir geworden sind und wie wirr und schwirrend es in uns selbst klingt. Durch die taub gewordenen, betäubten Ohren bahnt sich dann aber allmählich eine andere Welt ihren Weg: Tunnelbau zur Ruhe durch den Gehörgang.

Mein Tag im Kloster beginnt um 5.15 Uhr in der Stille. Radiowecker gibt es nicht. Noch vernehme ich keine Rhythmen, keine Stimmen, die mir irgendeine Nachricht verkünden. Die können warten: Die Welt läuft nicht davon. Die ersten fünf Minuten in der Frühe nach dem Erwachen, sie eröffnen mir bereits eine ganze Partitur, wenn ich ein Ohr habe für die Töne des unverbrauchten Morgens. Und es ist gut, den ersten Augenblicken einfach zu lauschen, gedankenverloren im Hier und Jetzt zu bleiben, absichtslos. Es lässt in mir Dankbarkeit aufsteigen. Oft fühle ich ein Schmunzeln auf meinem verschlafenen Gesicht nach einer viel zu kurzen Nacht.

Während der Schweigemeditation noch vor dem gemeinsamen Gebet bin ich wortlos da vor dem, der mir das Leben schenkt. Ich sitze einfach und lausche nach innen. Suche inneres Zwiegespräch. Nicht immer gelingt es: Es gibt Zeiten, da überfallen mich am Morgen schon die Anforderungen des eben erwachten Tages. Dann ist es gut und heilsam, einfach in der Stille zu bleiben und den vielen Gedanken nicht hinterherzurennen.

Wenn Gedanken, Bilder, innere Stimmen Sie wegholen, sammeln Sie sich wieder ein im tiefen Durchatmen oder durch ein Wort, auf das hin Sie loslassen können. Holen Sie Ihr Herz wieder zurück in die innere Aufmerksamkeit, ohne dabei etwas erzwingen zu wollen: «Wenn dein Herz wandert oder leidet, bring es behutsam an seinen Platz zurück und versetze es sanft in die Gegenwart deines Herrn. Und selbst, wenn du nichts getan hast in deinem ganzen Leben außer dein Herz zurückzubringen und wieder in die Gegenwart unseres Gottes zu versetzen, obwohl es jedes Mal wieder fortlief, nachdem du es zurückgeholt hattest, dann hast du dein Leben wohl erfüllt.» (Franz von Sales)

Erst in den Laudes, dem Morgenlob, brechen wir das Schweigen mit den Worten aus dem Psalm: «Herr, öffne meine Lippen, damit ich dein Wort verkünde.» Uralte Psalmworte und -töne tragen uns in die Geschichte des israelitischen Volkes. Wir stimmen ein in die Lieder, die bereits König David angestimmt hat und die auch von unserem eigenen Leben erzählen, die Freude und Leid bergen. In den wechselseitigen Gesängen atmen wir die Kraft Gottes ein für den kommenden Tag und halten die Ohren bereit für sein Lebenswort. Ich gebe mich hinein in diese alten menschlichen Erfahrungen von Glück und Frieden, Leid und Not. Meine Lebensgeschichte verwebt sich mit der uralten Heilsgeschichte. Das Kloster, die Stadt Koblenz und all die Menschen, die uns anvertraut sind, sind auch darin, aufgehoben in den Netzen des Gebetes. Die Stunde der Laudes, sie trägt auch den Namen «Liebeshore». Sie ist gespannte und ausgestreckte Erwartung auf DEN, der immer schon da ist und doch unaufhörlich kommt. Er kommt in meinen Tag, in mein Leben hinein – und wird im Hier und Heute erneut Mensch. In Gemeinschaft sind wir freudiges, waches Warten auf den größten Liebhaber des Lebens.

Die Gebete während des Tages sind heilsame Unterbrechungen, Atempausen, nährendes Stillwerden. Stillungen. Sturmstillungen auf der See der täglichen Herausforderungen. Und ich höre im Herzen eine Stimme, die spricht: «Fürchte dich nicht. Hab Mut. Ich bin mit dir!»

Dann, am Abend, ein Geschenk der Begegnung mitten im Arenberger Wald: ein Zwiegespräch mit Blick in die Wipfel der Bäume. Da, ein Ruf! Singdrosseln. Ihr klarer, lautstarker, abwechslungsreicher Gesang lädt ein, zu schweigen und zu lauschen. Die Stimmen nehmen mich mit, es wird mir leicht ums Herz. Ich werde ganz Ohr. Ich höre das Rauschen der Blätter, das Rascheln im Laub, das Knacken von Ästen. In weiter Ferne Motorenlärm, auch Stimmen. Und doch ist mitten in all den Geräuschen und Klängen Stille. Und mitten in dieser Stille ist Gegenwart. Ich ahne das Leben, ich ahne den Schöpfer. In der Tiefe des Herzens weiß ich um ihn, glaube ich an ihn mit ganzer Kraft und möchte ihn in mir hören, immer wieder neu.

Folgen auch Sie der Einladung der Klänge um Sie herum: Am leichtesten gelingt das in der Natur. Werden Sie leise, um zu hören. Vielleicht nehmen Sie zuerst nur das Murmeln Ihrer eigenen Gedanken wahr, die Sie ablenken wollen vom Hier und Jetzt. Dann hören Sie irgendwann einen Vogel, eine Grille, den Wind. Bleiben Sie zunächst bei einer Stimme, konzentrieren Sie sich ganz auf diesen Klang. Nach und nach erweitern Sie Ihre Aufmerksamkeit, nehmen ein zweites Geräusch mit hinein, dann ein drittes. Sie entdecken: Durch die Ohren entsteht der Raum um mich. Ein Flugzeug rauscht vielleicht durch den Himmel, ein weit entfernter Zug fährt von hier nach dort. All das erklingt in Ihnen. Sie sind in der Mitte der Welt.

Der Kreis schließt sich: Der Abend führt mich zurück in die Stille der Nacht, in der ich alles lassen darf. Sie bleibt mir Gefährtin durch die Dunkelheit und empfängt mich am nächsten Morgen aufs Neue. So habe ich auch den schon erwähnten Film *Die große Stille* über das kontemplative Klosterleben der Karthäusermönche erlebt. Es ist ein Film ohne Musik, und die Geräusche des Alltags wirken in starker Intensität: ein tropfendes Becken nach dem Spülen in der Mönchszelle, schlurfende Schritte auf den weiten Gängen des Klosters, das Surren der Haarscheren bei der Rasur der Köpfe, ein Husten. Ich meinte sogar den Schnee fallen zu hören, aber ich weiß nicht mehr – war es Vorstellung oder Wirklichkeit?

Geräusche sind eine Offenbarung von Lebensräumen: Leben ist Bewegung, und wo Bewegung ist, ist Geräusch, sei es noch so verhalten, noch so sprachlos und zart. Leiseste Saiten werden gezupft. Ich glaube, dass selbst das Aufspringen einer Knospe, dieses Reißen der zarten Haut geräuschvoll ist, wenn auch kaum wahrnehmbar für unser Ohr. Die Dinge hören heißt das Leben aufnehmen: Es zischt, es brutzelt, es gurgelt, scheppert, kratzt, schleift, summt und rattert. Es kann uns Wohlklang sein, Balsam für die Seele. Geräusche jedoch können bis ins Unerträgliche gehen, durch Mark und Bein fahren, uns aufreiben und uns buchstäblich die Ruhe rauben – die innere: ein dröhnender Rasenmäher, ein ohrenbetäubend lauter Presslufthammer, der pausenlose Lärm einer dicht befahrenen Landstraße.

Doch auch dies, selbst der Krach, kann uns etwas offenbaren. Ich höre ein Hämmern und Sägen – und erkenne: Hier wird ein Haus gebaut. Hier wird Raum geschaffen für Menschen, Wohnraum, in dem Leben aufblüht und vergeht.

Ich höre Motoren – und kann deuten: Hier sind Menschen unterwegs, sind im Aufbruch, haben ein Ziel, tragen Freude, Glück, auch Schmerz und Trauer mit sich. Ihr Leben ist befahren.

Der entsetzliche Rasenmäher auf dem Klostergelände – ich verstehe: Hier schafft der Gärtner mir eine Augenweide. Schöpfung wird gepflegt. Und ich versuche, es gelassen zu nehmen.

Das Verrückte ist: Selbst Misstöne können zu einer Mitteilung werden. Dann kann Gelassenheit das Genervtsein durchdringen. Da und dort kann sogar ein leises Staunen Herz und Sinne erfüllen.

Im unaufhörlichen Lärm der Stadt mag es gar nicht so einfach sein, die Klänge Ihrer Umgebung gelassen zu nehmen. Machen Sie einen Versuch. Da ist der Verkehr: Hupen und quietschende Reifen. Plötzlich ein Klopfen. Ein Fenster wird zugeschlagen. Jemand ruft. Stimmen murmeln, ein Kind weint, nebenan klappert jemand mit den Töpfen. Lassen Sie sich überraschen von dem ersten Geräusch, das Sie nicht zuordnen können. Der Benediktiner David Steindl-Rast empfiehlt, Geräusche nicht zu benennen, sondern ihnen reine Aufmerksamkeit zu schenken, sie als Gabe zu empfangen und sich ansprechen zu lassen von diesem Gehörten. Mehr nicht.

Es ist wesentlich, mit welcher Brille ich mein Leben anschaue, durch welche Filter ich meine Umwelt betrachte: Höre ich den Rasenmäher als Störung, dann kommt Ärger auf, und Ärger ist innerer Lärm. Ist wachsendes Tohuwabohu. Da ist Unwille, mein Bedürfnis nach Ruhe und Stille fühlt sich gestört, und die Welt um mich wird scheinbar unerträglich. Es ist eine Kunst, Geräuschen ihren Ort zu geben, sie wahrzunehmen und gleichzeitig dort zu lassen, wo sie hingehören. Die Erkenntnis bleibt: Der Rasenmäher gehört auf den Rasen und nicht in mein Herz.

Wir kennen wohl alle das Phänomen: Was ich vehement bekämpfe und beseitigen will, nimmt mich völlig in Beschlag. Was ich verbissen verfolge, um es loszuwerden, verfolgt mich hartnäckig auf Schritt und Tritt. Die Gewohnheit dessen, was alltäglich unsere Ohren erreicht, was fast pausenlos innere Schwingungen in uns auslöst, macht es uns schwer, vom Hören zum Hinhören zu kommen. Wir müssen uns jedes Mal bewusst dafür entscheiden.

Im Kloster können wir wieder lernen, einfach nur wahrzunehmen, ohne sogleich unseren *Richtergeist* auf den Plan zu rufen, der sofort analysiert, berechnet, ausmisst und vergleicht. Es fällt uns vielleicht anfangs schwer, zweckfrei hinzuhören, hineinzuhören in ein Geräusch oder eine scheinbare Störung wie eine mir fremde Welt freundlich zu empfangen. Doch alle Klänge und Töne, alle Stimmen bilden den unermesslichen Chor des Lebens. Was ich sehe, spüre, erfahre, wird Ton, gibt meiner Stimmung, meinem Tag eine Tönung.

Der innere Resonanzraum öffnet sich langsam, wie eine Blüte, die sich entfaltet. Die Atmosphäre des Klosters unterstützt den Prozess des Offenwerdens: Stille, Schweigen, Horchen – Retraite (Rückzug, Rückkehr) zu mir. Wir versuchen in Arenberg, der Stille zu dienen, ihr ein gutes Zuhause zu geben. Es ist ein tägliches Mühen. Keine Musik, die die Gäste berieselt. Die Möglichkeit, im Speisesaal schweigend zu essen. Keine Atemlosigkeit in der Architektur. Da und dort versuchen wir, Schnörkel und Tand wieder zu entfernen, um der Klarheit von Formen und Linien erneuten Vorrang zu geben. Und mitten in der Fülle von Angeboten entdecken Gäste wohltuend: Weniger ist mehr. Es genügt, was ins Auge springt, was zu Ohren kommt, was mir in die Finger fällt, ich kann es auskosten und genießen. Vorher und Nachher haben noch keine Bedeutung. Grübelei und Ängste dürfen abfallen: Das Hier und Jetzt lässt mich zur Ruhe kommen. Die Erfahrung von Zeitlosigkeit gehört auch zum Kloster, mitten in seinem stark rhythmisierten Alltag.

Und nicht zu vergessen ist die Entdeckung der Langsamkeit: «Es war für mich eine Wohltat, alte Schwestern durch den Park gehen zu sehen – da wurde auch ich entschleunigt», erzählte eine Frau, die in unserem Haus Erholung fand. Sich für einige Zeit in das Tempo einer alten Ordensgemeinschaft einzuschwingen kann den ersehnten stillen Raum auftun. Stille wird in der Langsamkeit spürbar, denn auch Hektik ist Lärm.

Unsere Ohren sind immer offen, auch während der Nacht. Sie geben uns Orientierung und ermöglichen ein gesundes Gleichgewicht. Welche Symbolkraft: Im Hören, im Hinhorchen finde ich zu meinem seelischen Gleichgewicht, zu einem ausgewogenen Lebensstil. Ich erlausche mir meine Lebensorientierung, erlausche mir den Weg, den ich unter die Füße nehme. Das Hören ist der erste Sinn, der im werdenden Kind schon im Mutterleib erwacht. Man sagt, es sei der letzte Sinn, der stirbt, wenn wir diese Welt verlassen.

Unser Leben ist eingetaucht in unterschiedliche Hörwelten. Die Natur, mein Arbeitsplatz, die Familie, ein Kirchenraum, die Atmosphäre eines Klosters. Sie sind uns vorgegeben, aber wir haben die Möglichkeit, sie mitzugestalten, es gibt Hörwelten, die wir uns schaffen können. Die Musik zum Beispiel. Musik kann uns überwältigen, betören, auch einlullen. Musik weckt Freude und verleiht uns Lebendigkeit; sie kann traurig machen, aber auch trösten, sie fängt uns auf, kann uns ebenso die Ruhe nehmen, sogar Aggressivität hervorrufen. Wir spüren sehr gut, welche Art von Musik der eigenen Wellenlänge entspricht. Laut muss es manchmal sein, dann ist Kraft erfahrbar am ganzen Leib, trommelnde Lebendigkeit im Bauch. Ein anderes Mal summt es leise herbei wie ein Windhauch. Rhythmus und Vibration. Beethovens fünftes Klavierkonzert ist schlichtweg überwältigend für mich – da ereignet sich Ewigkeit. Ich werde mitgenommen in den Fluss dieser Musikschöpfung, der Tiefe öffnet und Weite. Antonio Vivaldi schenkt mir Lebensfreude und Impulsivität. Aus Herbert Grönemeyers Lied «Der Weg» höre ich Leidenschaft für das Leben und die Liebe und Verarbeitung von Schmerz. Im Kyrie aus der Misa Criolla, von Mercedes Sosa gesungen – für sie selbst eine Rückkehr in den vertrauten Glauben ihrer Kindheit –, spüre ich tiefe Verwurzelung mit der Erde. Darin die Rhythmen der dunklen Trommeln – ich deute sie als Pulsschlag zu Gott hin.

Sie sind eingeladen, die Ihnen entsprechende Musik neu zu entdecken und dabei ihren Wohlklang an Leib und Seele wahrzunehmen. Musik verbindet uns mit unseren innersten Wünschen, sie vermag unsere verborgenen Sehnsüchte anzurühren. Sie findet in Krisenzeiten, in Krankheit und Isolation oft als einzige Sprache Zugang zu einem Menschen. Und nicht zuletzt führt sie uns über uns selbst hinaus in einen größeren, auch heiligen Raum hinein, der nicht von den Regeln und Gesetzen unseres Lebens eingeengt wird. Musik öffnet die Sinne, das Herz und den Himmel. Nehmen Sie im Hören von Musik die tieferen Schichten Ihres Wesens wahr: Lassen Sie sich an der Musik entlang zu Ihrer verborgenen Sehnsucht führen.

Im Kloster gibt es in regelmäßigen Abständen Einkehr- und Fasttage. Wie wäre es, für einen Tag auch die Sinne fasten zu lassen, wie ein Baum zu sein, der im Spätherbst alle seine Kräfte in den Stamm zurückzieht: kein CD-Player, kein Fernseher, nur die natürlichen Geräusche und Klänge, die nicht wegzuschalten sind. Gönnen Sie sich in Ihrem Alltag Hörpausen. Der spanische Cellist und Komponist Pablo Casals (1876–1973) erzählt in seinen Memoiren, dass er jeden Tag auf dieselbe Weise begonnen hat, achtzig Jahre lang: Er setzte sich ans Klavier und spielte zwei Präludien und Fugen von Johann Sebastian Bach. Nicht etwa mechanisch oder aus bloßer Routine, sondern um jeden Morgen in diesem Spiel die Welt wiederzuentdecken, der anzugehören er sich freute. Und er fühlte sich durchdrungen von dem Bewusstsein, in dieser Musik dem Wunder des Lebens zu begegnen und staunend das Unglaubliche zu erleben, ein Mensch zu sein. Für Casals war die Musik immer anders, jeden Tag war sie wieder neu und phantastisch.

Wählen Sie selbst ein Musikstück für sich aus, das Sie eine Zeit lang regelmäßig hören oder spielen, ungeachtet Ihrer Grundstimmung. Begleiten Sie hörend eine Stimme, ein Instrument oder nur die Begleitmusik. Sie werden mehr und mehr hören. Ein Motiv, ein Instrument im Hintergrund, Pausen. Auch wenn Sie selbst spielen, wird die Musik Sie mitnehmen. Vielleicht werden Ihnen Augenblicke der Zeitlosigkeit und purer Gegenwärtigkeit geschenkt.

Ins Hören kann ich mich fallen lassen, kann mich hingeben. Wenn ich meine Ohren nicht auf Durchzug stelle, komme ich in Berührung mit mir selbst, wird mir Begegnung offenbart mit allem. Wenn ich nicht weghöre, werde ich zu einem gegenwärtigen Menschen und bleibe wach für die Frequenzen der Liebe.

Zuhören als Zuneigung

Während er sprach, lange sprach, während Vasudeva mit stillem Gesicht lauschte, empfand Siddhartha dies Zuhören Vasudevas stärker, als er es jemals gefühlt hatte, er spürte, wie seine Schmerzen, seine Beängstigungen hinüberflossen, wie seine heimliche Hoffnung hinüberfloss, ihm von drüben wieder entgegenkam. Hermann Hesse

Wer von uns sehnt sich nicht nach einem solchen Zuhörer, einer solchen Zuhörerin, nach jemandem, der ganz Ohr ist, sich uns zuneigt – der mit «Herzens-Ohren» gegenwärtig ist. Da kann ich selbst ins Fließen kommen und spüren: Ich werde angenommen. Ich kann aufhören, mich irgendwo anders hindenken zu müssen. Ich muss mir nichts beweisen, kann mein wahres Gesicht zeigen und werde ermutigt, meine selbst gebauten Verstecke zu verlassen, Verstecke der Beschämung, der Abhängigkeit, der Bedürftigkeit und der Angst. Ich muss meine Schwäche nicht länger verbergen. Ich brauche nicht auf der Hut zu sein, muss nicht jedes Wort auf die Goldwaage legen, sondern bringe in ein Wortkleid, was in mir unverhüllt da ist und sich zu erkennen geben möchte.

Da sein, nur da sein bei einem Menschen, ihm gegenüber-sitzen – mit Freude und Schmerz, mit Gelingen und Versagen. Wo nichts drängt, nichts ans Licht gezerrt werden muss. Wer mir so sein Ohr leiht, presst das Gehörte nicht in ein vorgegebenes Raster, selbst dann nicht, wenn ich taub wäre für meine eigene Wirklichkeit. Das gesprochene Wort darf Wort bleiben und erst einmal im Luftraum des Vertrauens at-men. Nicht gleich eine Wertung, nicht gleich ein Urteil. Da ist jemand, dem ich frei und unverstellt erzählen kann, was mich im tiefsten Innern bewegt. Der bereit ist, aufzuneh-men, zuzulassen, mich und meine Geschichte. Der meinen

Zustand mit liebenden Ohren aufnimmt und mich erhört. Ich werde erhört – da geht mir jemand mit seinem Ohr, mit seinem Herzen nach. Da geht jemand meine innere Spur entlang und zeichnet sie mit mir weiter. Ein Gegenüber geht barfuß in meinen Worten und Gesten, erspürt die Unebenheiten, das Gefälle der inneren Landschaften, Licht und Dunkel. Da stellt sich jemand ganz auf mich ein, er stellt sich hinein in mein Leben, schmiegt sich meiner Denkweise an und versucht zu verstehen, ohne dabei gewaltsam in meine Lebenswelt einzudringen. Ein solcher Mensch gibt mir die Zusage: Ich bin da für dich. Was du mir auch erzählst, ich bleibe bei dir.

Lassen Sie sich diesen Text nach dem Buch Jesaja einmal laut zusprechen, bis ins Herz hinein: «Jetzt aber – so spricht der Herr, der dich geschaffen hat und der dich geformt hat: Fürchte dich nicht, denn ich habe dich ausgelöst. Ich rufe dich bei deinem Namen, du gehörst mir. Wenn du durchs Wasser schreitest, bin ich bei dir, wenn du durch Ströme gehst, dann reißen sie dich nicht fort. Wenn du durchs Feuer gehst, wirst du nicht versengt, keine Flamme wird dich verbrennen. Denn ich, der Herr, bin dein Gott, ich, der Heilige Israels, bin dein Retter. Fürchte dich nicht, denn ich bin mit dir.»

Wir spüren, das sind seltene Augenblicke des Glücks und der Befreiung, in denen uns ein solch intensives Zuhören und Gehörtwerden gelingt, in denen uns eine Nähe geschenkt ist, die keine Rechtfertigung, keine Verteidigung verlangt. Es ist ein Zuhören, in dem ich gesehen werde als die Person, die ich bin: *Dich* will ich hören durch alle Tönungen hindurch, dich sehen durch alle Schattierungen hindurch. Dich will ich hörend empfangen. Zuhören ist eine Zuneigung, durch die der Seele ein Obdach gegeben wird. Im Matthäusevangelium sagt Jesus: «Ich war hungrig, und ihr habt mir zu essen gegeben, ich war durstig, und ihr habt mir zu trinken gereicht, ich war fremd, und ihr habt mich aufgenommen, nackt, und ihr habt mich bekleidet, ich war krank, und ihr habt mich besucht, ich war im Gefängnis, und ihr seid zu mir gekommen.» Gefangenes und ungelebtes Leben finden im Zuhören ein Tor zu einem größeren Lebenshorizont.

Sprechen Sie den folgenden Text aus unbekannter Quelle zu einem Freund, zu einer Freundin: «Was ist ein Freund? Das will ich dir sagen: Ich bin jemand, bei dem du es wagen kannst, ganz du selbst zu sein. Deine Seele zeigt sich mir völlig nackt. Ich bitte dich: Verhülle dich nicht, sei nur, was du bist. Ich will nicht, dass du anders oder besser bist. Wenn du bei mir bist, kannst du dich fühlen wie ein Gefangener, dessen Unschuld sich gerade herausgestellt hat. Du brauchst nicht jedes Wort langsam zu erwägen. Du kannst sagen, was du denkst, solange du nur ganz aufrichtig bist. Als Freund verstehe ich die Widersprüche in deinem Wesen, die andere dazu bringen, dich zu verurteilen. Bei mir kannst du frei atmen. Du kannst dich zu deinen kleinen Eitelkeiten bekennen, zum Neid, zum Hass und zu deinem zweifelhaften Umgang; zu deiner niederen Gesinnung und allen Albernheiten. Und indem du sie mir offenbarst, verlieren sie sich, verlieren ihre Macht über dich, aufgelöst im weiten Ozean der Treue. Ich verstehe dich. Mit mir kannst du weinen und lachen. Ich sehe, kenne und liebe dich, ganz und gar. Ein Freund? Was ein Freund ist? Noch einmal: einfach jemand, bei dem du es wagst, ganz du selbst zu sein.»

Wenn ich beim anderen bleibe und ihn doch ganz freilasse, freigebe für seinen eigenen Weg, dann ist es, als gäbe ich ihn sich selbst zurück. In diesem hörenden Nahesein, in dieser vorbehaltlosen Offenheit werden Schleusen geöffnet, so erfahre ich es immer wieder in Seelsorgegesprächen mit

Gästen: Lebensvollzüge, Lebensansichten können sich ent-
rollen wie junger Farn im Frühling. Gedachtes wird geboren
in ein Wort. Dann und wann vielleicht kommt auch nur ein
Seufzen, eine Geste, ein Blick, dann und wann ein Lachen,
auch Weinen – und es ist genug gesagt.

Wir erfahren, dass Worte oft arm werden in einer Begegnung. Vielleicht liegt die eigentliche Botschaft sogar jenseits
des Gesprochenen, im Ungesagten, Unsagbaren. Viele Mu-
sikinstrumente kennen Töne und Obertöne. In Seelsorgegesprächen gilt es häufig, gerade die leisen Untertöne wahrzunehmen und dabei die ganze Partitur zu entziffern. Das kann
ich nur, wenn ich mich selbst entwaffne, wenn ich ohne die
Instrumente des Verstandes bereit bin zu nehmen, was sich
da zeigen will – in mir und im anderen. Ich höre nicht nur
mit den Ohren, sondern mit meinem ganzen Sein.

Gleichzeitig brauchen wir ein gesundes Gespür für das
Setzen von Grenzen: Ich höre auf die Zwischentöne in einer
Beziehung und entscheide, was ich zur Sprache bringen
kann, was ich an Lebensinhalten bei mir lassen möchte, um
Schutzraum zu ermöglichen. Kein Mensch hat das Recht, in
ein Geheimnis einzudringen, den intimen Lebensraum eines
anderen ohne ausdrückliche Einladung zu betreten. Es steht
uns nicht zu, wie die französische Mystikerin Marie Noël
sagt, «den viel zu großen Fuß in das Innerste des anderen
zu setzen».

Höre ich auf mich, und achte ich auf meine eigenen Grenzen?
Auf Nähe und Distanz? Wo erlaube ich anderen unheilvolle Grenz-
überschreitungen? Nehme ich wahr, wann und wo es gut ist, zu
erzählen, und wann und wo Schweigen hilfreicher ist? Mein Leib
und meine Gefühle sprechen ihre eigene Sprache. Sie sind ein
wertvoller Indikator, den eigenen Lebensspuren nahezukommen
und dabei wahrzunehmen, welche Menschen mir echte Lebensbe-

gleiter sind – nämlich die, mit denen ich mich entspannen kann. Die, mit denen ich schweigen kann.

Zuhören ist ein wesentlicher Teil meiner Aufgabe hier im Kloster. Ich lerne dabei, einfach nur da zu sein und mitzugehen. Ich möchte im Gespräch allein durch meine Präsenz vermitteln dürfen, dass der andere mir wichtig ist, dass ihn eine unverwechselbare Würde auszeichnet, die ihm durch nichts und niemand genommen werden kann. Wertschätzung öffnet Wege zur Selbstannahme. Und ich glaube an die größeren und guten Begabungen im Menschen, wie es im ersten Buch der Bibel heißt: Gott sah, dass seine geliebte Schöpfung sehr gut war. Sehr gut ist. Auch im Brüchigen und Fragmentarischen. In der Wirklichkeit des Sterbens.

Im hellhörigen Dasein möchte ich den zu Begleitenden spüren lassen, dass es mir um ihn geht, um sein Wachstum, und dabei ist es mein Anliegen, alle Möglichkeiten, auch die mir unvorstellbaren, offenzuhalten, durch die Gott lebensmehrend wirken kann. Er vermag auch in Aussichtslosigkeit und in der schmerzlichen Erfahrung von Sinnlosigkeit noch Wege in ein buchstäblich sinnhaftes Sein zu bauen (das Wort «absurd» bedeutet, völlig taub zu sein für Sinn).

Jedes Gespräch ist wie ein Gang über eine Schwelle: Ich stimme mich ein auf den Menschen, dem ich gleich begegnen werde. Ich entscheide mich für ihn und lasse zurück, was mich vorher noch bewegte. Ich versuche, ganz anwesend zu sein, innezuhalten und mich auf mein Atmen zu konzentrieren. Ich setze bewusst diesen Schritt: Jetzt bin ich bereit, aufzunehmen, was immer auf mich zukommt, und ich lasse meine eigenen Vorstellungen und Lebensthemen in den Hintergrund treten.

Eigentlich ist das selbstverständlich und einfach, und doch müssen wir es neu erlernen. Ist es nicht so: Wir hören ein

Stichwort, und in uns selber tauchen Schlag auf Schlag Antworten und Meinungen auf. Dann sind wir nicht mehr beim anderen. Dann haben wir keinen Platz mehr für ihn und werden nicht vorbehaltlos zuhören können. Wir müssen uns erst entleeren vom Eigenen, von Absichten, von Gedanken und von der Idee, ständig eine Lösung bereithalten zu müssen. Es fällt auch schwer, die eigene Hilflosigkeit zuzulassen, wenn Menschen uns ihr abgründiges seelisches Leid anvertrauen und wir uns ohnmächtig und ratlos fühlen. Weitergedacht kann es für mich auch bedeuten: Hier wird gesprochen von *meinen* Begrenzungen und Verletzungen, meiner eigenen Gebrochenheit. Sie spiegeln sich in dem anderen, sie werden berührt durch das, was ich höre, und erinnern mich daran, was mir selbst für mein Leben zu hören, zu weiten und zu heilen aufgegeben ist.

Je selbstbewusster ich lebe, desto weniger ziehe ich andere hinein in meine Ängste und Unsicherheiten. Ich kann mich zurückstellen, um den Raum zwischen dir und mir wieder für die Wirkkraft der Liebe freizugeben. Es ist eine alte, bedeutsame Weisheit: Nur wenn ich bei mir sein, zu mir selbst stehen kann und mehr und mehr mein Inneres kennenlerne, vermag ich ganz beim anderen zu sein. Dann muss ich den anderen nicht wegzerren von seinem Standpunkt, dann ist uns Dialog geschenkt. Das Geschenk eines entwaffnenden Zuhörens: Könnten wir vermehrt so einander begegnen, einander zuhören, wäre unsere Welt gewaltfreier. Ich bin überzeugt: Krieg entsteht, innen wie außen, weil wir nicht hören, nicht zuhören können, sondern in endlosen Monologen um uns selbst kreisen. Die folgenden Übungen dienen einem bewussten Zuhören:

Setzen Sie sich einem Gesprächspartner gegenüber. Der andere hat nun die Möglichkeit, einige Minuten über ein Thema zu sprechen, das ihm am Herzen liegt. Sie hören nur zu. Während Sie schweigend mitgehen, konzentrieren Sie sich gleichzeitig auf Ihren eigenen Atem und versuchen, mit Ihrer ganzen Person präsent zu sein. Sie hören zu, bleiben aber auch sich selbst mit Ihrer Aufmerksamkeit nahe. Welche Impulse nehmen Sie in sich wahr, zwischen sich, was können Sie im anderen erkennen, durch die Worte hindurch? In einem zweiten Schritt lassen Sie wieder den anderen einige Minuten lang sprechen, ohne das Gesagte zu kommentieren, auch innerlich nicht. Diesmal konzentrieren Sie sich ganz auf Ihr Gegenüber. Sie wenden sich ihm ganz zu und öffnen ihm Ihre Ohren und Ihr Herz, kommen ihm nahe mit Gegenwart. Ihre Aufmerksamkeit ist bei dem anderen. Auch bei ganz spontanen, ungeplanten Begegnungen, bei denen ein Gespräch sich ergibt: Versuchen Sie einfach beim anderen zu sein, im Wissen um Ihren eigenen Standpunkt nehmen Sie den des anderen ohne Vorbehalte wahr. Erspüren Sie den Resonanzraum zwischen Ihnen beiden. Vielleicht ist Ihnen ein Fluss geschenkt – ein Empfangen, ein Nehmen und Geben.

Die Stimme eines Menschen drückt seine Stimmung, seine Gestimmtheit aus. Wenn Sie zuhören, lassen Sie einmal die Worte in den Hintergrund treten und achten Sie nur auf das Klangereignis der sprechenden Stimme. Es ist ein Schlüssel zu den Gefühlen, die unter den Worten liegen und die unter Umständen eine ganz andere Botschaft tragen als der Inhalt des Gesagten – ganz wie es der Volksmund ausdrückt: «Der Ton macht die Musik.» Auf diese Weise können Sie auch etwas über Ihre eigene Stimmung erfahren, ebenso wie über die allgemeine Atmosphäre in einer Gruppe – wenn Sie die Augen schließen und das Gemurmel oder die Gespräche der Anwesenden als reines Klangbild in sich aufnehmen.

Dominikus, unser Ordensgründer, war ein einzigartiger Zuhörer: Über ihn wissen wir, dass er eine außerordentliche Fähigkeit des Mitfühlens besaß. Er sah den Menschen in seiner inneren Verfassung, hörte seine Sehnsucht nach Heilung und Wahrheit. Er nahm sie auf, die kleine, große Welt eines jeden, der ihm auf seinen weiten Wanderungen begegnete. Er nahm sie auf, die Brüche seiner zerrissenen Zeit, und ließ die Sorgen der Menschen hinuntersinken in das eigene Herz. Überwältigt von lebensbedrohenden inneren und äußeren Nöten, wurde er für Unzählige der, der ertrug, mittrug, durchtrug, aushielt – und so neue Lebenszugänge eröffnete. Er weinte mit den Weinenden und lachte mit den Lachenden. Er ging mit, auch durch finstere Nacht, nicht auf das Böse zurückkommend oder Fehler nachtragend, sondern er blieb liebender Begleiter ins Licht.

In ihm war eine Sanftmut, die sich mitten in Härte und Verbissenheit nicht geschlagen gab. Seine Tage verbrachte er in der Begegnung mit Menschen, die er mitnahm in das Nachtgebet, und dort begegnete er dem, der seine Liebe war – Christus. Seine Brüder fanden ihn oft weinend, schreiend, hingestreckt auf dem Boden, ausgespannt zum Himmel, bittend, flehend, dankend. Schweigend. Was in seinem Herzen war, drückte er durch Gesten aus: Dominikus betete auch mit seinem Leib. Gebet ist nicht Kopfsache, Gebet ist verleiblichter Glaube. Meine ganze Existenz ist eingeladen in die Begegnung mit Gott. So kann der Psalmist (aus Psalm 63) beten: «Gott, du mein Gott, dich suche ich, meine Seele dürstet nach dir. Nach dir schmachtet mein Leib wie dürres, lechzendes Land ohne Wasser.»

Und das bedeutete seine gelebte Bettelarmut: alles von Gott zu erwarten. Dominikus' Leben war davon geprägt, dass er nicht der Heiland war, nicht der Retter der Welt. Er war nicht der große Macher. Ein anderer wirkte durch ihn:

Darum trug er mit einem unerschütterlichen, fast verrückten Vertrauen alles, was er hörte, zu dem hin, der hört, der schaut, der weiß. Zu dem, der die Liebe ist und der Weg und die Wahrheit. Zu dem, der durch den Tod, durch alle Tode hindurchgegangen ist, der die Ohnmacht kennt, die Schwäche, die Abgründe menschlichen Leids. Auch die Verlassenheit. An diesem Kreuzpunkt von radikaler Mitmenschlichkeit und tiefer Gottesverbundenheit geschah, geschieht Erlösung. Bis heute.

Die Gestalt des Dominikus berührt mich tief: Als ich selbst auf der Suche nach meiner Lebensausrichtung war, lud mich damals sein Leben ein, für meinen Weg die dominikanische Spiritualität zu wählen. In Dominikus begegnet uns ein Mensch, der eine faszinierende innere Stärke und Entschiedenheit besaß, zugleich aber mit einer großen Feinfühligkeit und Zartheit wirkte. Er lebte das Erbarmen Gottes mitten unter den Menschen. Das ist heute auch unser Anliegen: beim Menschen zu sein, ihn in seiner Situation zu sehen und zu hören, ohne ihm irgendwelche Lösungen aufzudrängen oder Rezepte mitzugeben. Im aufmerksamen Zuhören möchte ich Menschen helfen, zu sich selbst zu finden. Ein Kanal möchte ich sein für diesen Lebensfluss. Von Tag zu Tag mehr.

Mich hören – auf mich selbst hören

Wir müssen auf unsere Seele hören, wenn wir gesund werden wollen. Letztlich sind wir hier, weil es kein Entrinnen vor uns selbst gibt. Solange der Mensch sich nicht selbst in den Augen und im Herzen seiner Mitmenschen begegnet, ist er auf der Flucht. Solange er nicht zulässt, dass seine Mitmenschen an seinem Innersten teilhaben, gibt es keine Geborgenheit.

Solange er sich fürchtet, durchschaut zu werden, kann er
weder sich selbst noch andere erkennen – er wird allein sein.
Hildegard von Bingen

Mich selbst hören zu lernen, das ist eine der wesentlichen Aufgaben unseres Lebens. Damit sind auch die leisesten Regungen gemeint, das heißt feinfühlig zu werden für die innersten Lebensbotschaften, das Herz des Alltags achtsam abzuhören nach Impulsen, die ins Leben befreien. Leicht kann ich mich in zu starker Geschäftigkeit aus den Augen verlieren, aus den Sinnen – dann, wahrlich, dann bin ich von Sinnen. Höre ich ihn noch, meinen Herzschlag, den ureigenen Puls meines Daseins? Erspüre ich darin meinen Lebensrhythmus? Oder lebe ich, taub und betäubt, mir selbst nicht mehr gehörend, angepasst an Moden und an das, was *man* tut? Hörig dem, was andere fordern, erwarten und hören wollen?

Zu viele Frequenzen haben wir im Ohr. Zu viele Stimmen besetzen uns, reden auf uns ein, und oft suchen wir verzweifelt danach, welchen inneren Worten wir glauben können. Wenn unsere Seele weint, hören wir sie noch inmitten eines lärmenden Stimmengewirrs von Stress und Leistungsdruck? Habe ich den Mut hinzuhören, wenn sie aufschreit und sie sich wehrt gegen Unrecht und Kleinkrieg – auch im eigenen Herzen? Wenn sie den Schmerz der anderen fühlt, den Schmerz der ganzen Welt?

Horchen Sie in sich hinein: Nehme ich meinen Leib noch wahr? Höre ich auf ihn? Nehme ich ihn ernst? Was bleibt mir im Hals stecken? Wann habe ich die Nase voll? Was nimmt mir die Luft? Was bringt mein Herz zum Rasen? Was beugt schmerzlich mein Rückgrat? Wo läuft mir die Galle über? Was stößt mir bitter auf? Was geht mir an die Nieren, was auf die Nerven? Wann

229

rutscht mir das Herz in die Hose? Wo atme ich auf? Spüre ich die Schmetterlinge in meinem Bauch?

Menschen kommen nach Kloster Arenberg, weil sie wieder auf die Stimme des Herzens hören möchten, weil sie aus der Schwerhörigkeit des eigenen Zustands herausfinden wollen. Sie ahnen, dass es der Stille bedarf, um durchzuhören auf den Grund des Lebens. Da gibt es selbst gebaute oder durch Verletzungen über Jahre aufgerichtete (Lärm-)Schutzwälle, die uns die leisen, oft bedeutsamen Stimmen überhören lassen. Immer wieder ist es auch die Angst, die uns den Mut nimmt, das Eigene zu erlauschen und in die Tiefe unseres Seins hinabzutauchen.

Was deckt sie auf, die Stille, was erzählen uns die kaum vernehmbaren Stimmen dort unten über uns? Welcher Stimme gebe ich Raum? Der verbietenden, die sagt: Das darfst du nicht? Der misstrauischen, die vorschlägt: Lass das lieber, es ist zu gefährlich! Der unwilligen, die fordert: Ich will es aber anders? Oder jener, die mir rät: Folge deiner Sehnsucht, folge deinem Herzen, deiner Intuition …

Unsere Welt, unsere Gesellschaft kann mit der Empfindsamkeit und Zartheit der Seele nicht mehr umgehen – ihr wird ins Wort gefallen, sie wird überhört, überspielt, manchmal niedergeschrien. Doch schieben wir es nicht auf andere ab – wir selbst sind es, die nicht erlauben, das Wesentliche des Lebens in uns laut werden zu lassen.

In meinem alltäglichen Unterwegssein stehe ich immer wieder, manchmal unverhofft, vor einer Wegkreuzung. Welchen Pfad wähle ich? Welcher führt mich ins Leben? Wenn Sie sich in einer solchen Situation finden, lauschen Sie nach innen, hören Sie, was die inneren Stimmen über die beiden Wege sagen: In welcher Stimme spüre ich eine größere Lebendigkeit? In welcher eine bleibende Kraft, wachsenden Frieden, wachsende Liebe? Welche Stimme führt zu Stagnation, innerem Druck, Verkümmerung, Zerrissenheit, Verwirrung? Welche Stimme will sich in mir aufblähen, was wird laut und lärmend, stiehlt mir den Frieden? Welcher Weg macht mir Angst? Was spricht die Stimme des Herzens? Wo zieht es mich hin? Lassen Sie alle Stimmen sprechen, wie an einer Tafelrunde. Welcher Stimme möchten Sie glauben, folgen?

Es ist wichtig, die Bewegungen, die in mir wirken, auseinanderzuhalten. Ignatius von Loyola spricht von der «Unterscheidung der Geister», vom achtsamen Differenzieren der inneren Stimmen.

Ja, es braucht Mut, zum Eigenen zu stehen. Was uns von uns selbst entfremdet, sind falsche Identitäten. Entweder machen wir die Anforderungen an uns selbst zu groß, zu übermächtig, wodurch wir an einem überhöhten Selbstbild hängen bleiben und daran verzweifeln. Oder wir halten uns gewaltsam nieder, machen uns selbst klein und unwürdig. Unser Lebensweg ist ein Weg der Menschwerdung, ein Hineinfinden in das Urbild, das wir im Wesenskern in uns tragen: Ich bin Person. Das lateinische Wort *personare* bedeutet auch «durchtönen», «durchtönt sein». Das heißt konkret: Ich bin Gerufene, eine ins Leben Gerufene. Bei meinem Namen gerufen. Ich bin eine Herausgerufene auf den Weg ins Innerste meines Wesens. Aus dem Uneigentlichen ins Eigentliche meiner Existenz, aus dem Unwesentlichen ins Wesentliche meines Lebens, durch die Masken hindurch zu meinem wahren Gesicht. Im Kloster lerne ich lebenslang, mein Ohr hinzuhalten, meiner Bestimmung nahezukommen und meinen ursprünglichen Weg mehr und mehr zu entdecken.

Nein, es geht nicht um ein billiges Glattstreichen, nicht darum, ein Ja zu sagen, wo ein Nein hingehört. Es geht darum, was in mir ist, zu hören, es ernst zu nehmen und dazu zu stehen. So nähere ich mich hörend meiner Natur – und werde natürlich. Das ist Gehorsam: Ich schweige und höre, neige mein Ohr dem Herzen zu und folge dem, was es mir aufträgt.

Stehen Sie bewusst mit beiden Füßen auf dem Boden. **Sagen Sie zu sich selbst: Ich stehe zu mir, weiß um mich, um meine Stärken und Schwächen und lasse das Fragmentarische, das Brüchige meiner Geschichte zu. Dies ist mein Weg, dies ist mein Leben. Ich bin bereit, der Wahrheit meines Herzens zu folgen.**

Es ist sehr wertvoll, mit jemandem darüber zu sprechen, was ich in mir wahrnehme. Jeder Entschluss braucht Zeit zur Reifung, er benötigt aber auch den Kairos, den richtigen Zeitpunkt, den Moment, wo ich springen muss – manchmal auch ins kalte Wasser –, wo ein klärendes Wort notwendig ist, das keine Verzögerung mehr erlaubt. Dann spüre ich ein inneres Drängen, ein inneres Muss – ohne Druck, ohne Zwang, in großer Freiheit. Es gibt Dinge, die müssen im rechten Moment gesagt werden.

Hörst Du mich, Gott? Höre ich Dich, Gott?

Drei Wanderer sind in den Schweizer Bergen. Sie verirren sich, kommen vom Weg ab und stürzen in eine Gletscherspalte. Glücklicherweise gelingt es dem Schweizerischen Roten Kreuz, ihren Standpunkt auszumachen, und sie fliegen mit dem Helikopter eine Rettungsaktion in die Berge. Einer steigt aus dem Helikopter aus, stellt sich an die Gletscherspalte und ruft hinab: «Hallo, hier ist das Schweizerische Rote Kreuz.» Kommt es von unten zurück: «Wir geben nichts!» **Schweizer Witz**

Gehen wir nicht auch so mit Gott um? Leben wir nicht oft mit dem diffusen Gefühl, dass Gott stets und ständig etwas von uns will, uns nicht in Ruhe lässt, immer auf der Lauer liegt und uns die Freude nicht gönnt? Und wir rufen hoch zum Himmel: «Wir geben nichts!» Wir sehen Gott als Gegner unserer Lebenspläne, als den, der immerzu nimmt. Dabei will er uns nur herausholen aus unseren Gletscherspalten, aus unserer Not – aber wir geben nichts. Wir glauben der hingestreckten Hand nicht, die uns aufhelfen will aus Kälte und Isolierung. Aus Angst und Unfreiheit. Aus der Enge menschlicher Verbohrtheit.

Was haben wir gehört von Gott? Mit welchen Gerüchten über ihn leben wir? Was lässt uns ihm nicht in die Augen schauen? Es ist oft ein dunkler Gott, der uns mitgeteilt, mitgegeben wurde. Nicht der Liebende, nicht der Gütige, nicht der, der unsere Freiheit will. Wer ist er wirklich? Wer ist er für mich? Ich glaube, wir müssen verlernen, was wir von ihm gehört haben. Das Hören verlernen, um wieder hören zu lernen. So, als würde ich herausgenommen aus den Bildern und Vorstellungen und wieder hineingestellt in die Geschichte mit Gott, ganz an den Anfang zurück. Das, was uns Jahre und Jahrzehnte hinter die Ohren geschrieben wurde, auswischen und noch einmal von vorn beginnen. Neu hinhören, mit den Ohren des Herzens, aus der Perspektive des Himmels, aus dem Blickwinkel der Liebe.

Am Anfang meines Weges mit Gott fand ich einen Text, vielleicht besser: Er fand mich. Seine Worte trafen mich und weckten mich auf:

> *... als der Herr vorüberging ... als sein Blick mich streifte: verstand ich.*
> *Ich verstand, warum das Volk aufbrach aus dem vertrauten Gehäuse,*

um in der Wüste ein Fest zu feiern mit seinem Herrn.
Ich verstand, was das Gleichnis meint von der Perle und von
   dem Schatz im Acker.
Ich verstand – und wählte – und liebe:
mit dem Wort, das gilt,
und mein Leben zum Lied macht.

Zu fromm? Es ist ein alter Text, ein Brautgesang, der heiligen Agnes zugeschrieben. Ich fand ihn unter einem Stapel von Büchern und Fotoalben in unserem Schrank zu Hause. Diese Worte veränderten mein Leben: Ich wusste nicht, wie es ist, wenn Gottes Blick einen Menschen streift. Aber ich ahnte eine Leidenschaft hinter diesen Worten, die selbst in der Wüste Glück erfahren lässt, Weite und Freiheit. Ich ahnte etwas von diesem vergrabenen Schatz im Acker, für den es sich lohnt, alles einzusetzen, was menschenmöglich ist. Mich selbst zu geben und dafür alles zu finden, was Lebensfülle bedeutet. Und ich verstand – mit sechzehn Jahren – vielleicht das erste Mal etwas von dieser unbedingten, verrückten und verschwenderischen Liebe Gottes, die Menschen bis heute veranlasst, alles zurückzulassen und neu zu beginnen. Nochmals zu beginnen. Mit IHM.

Aus den Worten des ersten Johannesbriefs wob sich wachsend eine innere Erkenntnis: «Gott ist die Liebe.» Seither versuche ich mit diesem Grundton auf Gott zu hören, gleichsam wie mit einem Schlüssel seine Worte aufzuschließen, aber auch meine Lebenssituation und die unserer Welt und Kirche mit diesem Schlüssel zu lesen: Gott ist die Liebe. Es ist das Herrlichste, was mir je zu Ohren gekommen ist. Wirklich.

Es ist nicht leicht. Oft höre auch ich nur sein Schweigen. Ich verstehe ihn nicht und suche tastend im Dunkeln sein Licht, halte Ausschau nach ihm inmitten von Ängsten und

Unsicherheiten. Und ich entdecke ihn nicht, spähe nach einer kleinen Ritze im Gemäuer des Alltags, die den ersehnten Himmel durchsickern lässt. Und doch: Bei allem Fragen, Suchen, Tappen und Stolpern – selbst über die oft so sperrigen Texte der Bibel – bleibt die starke Gewissheit dieser Liebe. Vielleicht ist das naiv und blauäugig angesichts einer von Hass, Krieg und Terror zerrissenen Welt, vielleicht.

Wer ist dieser Gott, wo ist er, mitten im Leid, mitten im Unverständlichen unseres Lebens? Wo bleibt er mit seiner Liebe, seiner scheinbaren Macht, das Angesicht unserer Erde zu erneuern? Wo bleibt er in Krankheit und Tod? Wer ist denn dieser Gott, der all das Elend in der Welt und auch unser eigenes zulässt? Wir hören ihn nicht. Was bleibt, ist sein undurchdringliches Schweigen. Oder ist sein Schweigen ein Hören? Muss Gott selbst still werden, um seine ganze Kreatur zu hören?

Oder schweigt er, damit ich mich hören kann, damit ich die Welt begreife, tief und tiefer, und die Gewalt in der Welt, all das Unbegreifliche und Geheimnisvolle als mein eigenes erkenne? Um mich dann Gott als dem Liebenden wieder zuwenden zu können, um die Wirklichkeit und Kraft der Liebe mitten unter uns zu spüren, jener langmütigen und gütigen Liebe, von der im ersten Korintherbrief die Rede ist.

Lesen Sie den folgenden Text mehrmals laut oder auch flüsternd, lassen Sie ihn auf sich wirken: «Wenn ich in den Sprachen der Menschen und Engel redete, hätte aber die Liebe nicht, wäre ich dröhnendes Erz oder eine lärmende Pauke. Und wenn ich prophetisch reden könnte und alle Geheimnisse wüsste und alle Erkenntnis hätte; wenn ich alle Glaubenskraft besäße und Berge damit versetzen könnte, hätte aber die Liebe nicht, wäre ich nichts. Und wenn ich meine ganze Habe verschenkte und wenn ich meinen Leib dem Feuer übergäbe, hätte aber die Liebe nicht, nützte es mir nichts. Die Liebe ist langmütig, die Liebe ist gütig. Sie ereifert sich nicht, sie prahlt nicht, sie bläht sich nicht auf. Sie handelt nicht ungehörig, sucht nicht ihren Vorteil, lässt sich nicht zum Zorn reizen, trägt das Böse nicht nach. Sie freut sich nicht über das Unrecht, sondern freut sich an der Wahrheit. Sie erträgt alles, glaubt alles, hofft alles, hält allem stand. Die Liebe hört niemals auf.»

Die Begegnungen mit Gott, wie sind sie zu beschreiben? Sie können uns überall geschenkt werden: in der Natur, beim Spülen, auf dem Weg zur Arbeit, in Kinder- und Greisenaugen. Es sind so oft lautlose Augen-Blicke, die mich streifen und mich lehren, das Unbegreifliche nicht abzuschreiben, auf das Unsagbare zu hören und, wie der österreichische Theologe Paul Zulehner sagt, das «Geheimnis zu bewohnen», das sich Gott nennt und Mensch.

Ich lerne es nur mühsam, denn ich ertappe mich dabei, wie ich mir meinen Gott zuweilen selbst erschaffen möchte. Könnte es sein, dass wir uns einen Gott zurechtmachen nach unseren Bildern, nach unseren inneren Lebensentwürfen? Wir kennen das Phänomen der Übertragung: Das Kriegerische in uns erfindet einen kämpfenden Gott, das Machthabende einen mächtigen, das Richtende einen strafenden.

Gott und Menschen nach dem Bildnis unserer Erwartungen zu formen, diese Gefährdung steckt hartnäckig in unseren Knochen: Das Leben muss uns stets etwas bringen. Wir wollen etwas haben von der Frau, die wir lieben, vom Mann, von den Kindern, von einer klösterlichen Gemeinschaft. Auch von Gott. Wir fordern und werden enttäuscht, weil wir nicht erhalten, was wir erhofft haben. Dann wenden wir uns entrüstet ab – von Gott, von Menschen, auch von uns selbst, voller Vorwürfe und Bitternis. Jemand muss doch die Schuld tragen, dass die Welt ist, wie sie ist.

Gott hat von alledem nichts. Er hat nichts davon, wenn wir leiden, er hat nichts davon, wenn wir in seinem Namen Kriege führen. Wir müssen Gott auch nicht schmeicheln durch vielerlei Gebete und hohe Gedankenflüge, in denen er uns unerreichbar wird. Er braucht sie nicht, die endlos vielen guten Taten. Vielleicht brauchen wir sie, um *uns* gut zu fühlen? Um uns durch Leistung und unermüdlichen Einsatz nicht unbedeutend zu machen. Vielleicht auch aus der Angst, dass am Ende unseres Lebens auf dem Zeugnis steht: ungenügend!

Gott will keine Ergebnisse, keine Leistungen und messbaren Erfolge. Er stellt keine Rechnungen, nein, er zerreißt sie. Gott will, dass wir das Leben finden, so wie es im Johannesevangelium heißt: «Ich bin gekommen, damit sie Leben haben und es in Fülle haben.» Gott benötigt nichts von uns, er will schenken, will uns Anteil geben an seinem Sein. Er will uns aus der Gletscherspalte wegholen. Herausnehmen aus aller Lüge und Selbstentfremdung. Weil er uns leidenschaftlich liebt. Welche Verrücktheit! Und weil es seine Freude ist, wenn wachsend unser eigenes Wesen zur Entfaltung kommt und wir in den Lebensprozess der Menschwerdung hineinfinden.

Er, der in Jesus Christus Mensch geworden ist, er ist einer von uns. Er will unser Du sein und bietet uns seine Freundschaft an. Was er dazu braucht, ist unsere Erlaubnis. Denn er befiehlt nicht. Er wirbt um uns – und gibt uns doch ganz frei. Wie der dänische Philosoph Sören Kierkegaard schreibt, verneigt er sich vor unserer Freiheit. Das ist unbegreiflich. Und das Unbegreifliche macht uns vielleicht mehr Mühe, als blind einer menschlichen Willkür zu gehorchen und dabei in ein chronisches Murren zu geraten. Seine Ohnmacht der Liebe macht uns mehr zu schaffen als seine uns eingebläute Strenge und Allmächtigkeit.

Die Bibel offenbart ihn uns anders. Gott hat sich durch die Geschichte gezeigt als der, der da ist, der mitgeht, auch durch vierzig Jahre Wüste. Er bleibt nicht draußen, nein, er sucht mich auf, holt mich von meinem Baum herunter, wie Zachäus, den Zollbeamten aus dem Lukasevangelium.

Versuchen Sie, die Geschichte vom Zachäus in Ihr Leben hineinzuweben. Lesen Sie in einem ersten Schritt den Text laut oder murmelnd: «Dann kam er (Jesus) nach Jericho und ging durch die Stadt. Dort wohnte ein Mann namens Zachäus; er war der oberste Zollpächter und war sehr reich. Er wollte gern sehen, wer dieser Jesus sei, doch die Menschenmenge versperrte ihm die Sicht; denn er war klein. Darum lief er voraus und stieg auf einen Maulbeerfeigenbaum, um Jesus zu sehen, der dort vorbeikommen musste. Als Jesus an die Stelle kam, schaute er hinauf und sagte zu ihm: Zachäus, komm schnell herunter! Denn ich muss heute in deinem Haus zu Gast sein. Da stieg er schnell herunter und nahm Jesus freudig bei sich auf. Als die Leute das sahen, empörten sie sich und sagten: Er ist bei einem Sünder eingekehrt. Zachäus aber wandte sich an den Herrn und sagte: Herr, die Hälfte meines Vermögens will ich den Armen geben, und wenn ich von jemand zu viel gefordert habe, gebe ich ihm das Vierfache zurück. Da sagte Jesus zu ihm: Heute ist diesem Haus das Heil geschenkt worden, weil auch dieser Mann ein Sohn Abrahams ist. Denn der Menschensohn ist gekommen, um zu suchen und zu retten, was verloren ist.»

In einem zweiten Schritt kann ein Impuls helfen, in die Geschichte hineinzufinden:

Jesus ist der, der unterwegs ist, mit mir und zu mir hin. Er verweilt dort, hält an, wo ich bin und wohne, er kommt und tritt ein in mein Leben.

Er lässt sich ein auf Begegnung, auf die Begegnung mit mir.
So, wie ich heute da bin ...
Ich trage einen Namen, bin ansprechbar, kann beim Namen
gerufen werden.
Ich bin hier mit allem, was mich ausmacht, auch mit meiner
Sehnsucht, sehen zu wollen, wer dieser Jesus ist.
Mit meinen Fragen, meiner Unsicherheit, vielleicht mit meinem
Zweifeln,
mit meiner Größe, mit meinem Reichtum bin ich hier ...
Ich suche den Ort, wo Begegnung möglich wird,
wo meine Sehnsucht einen Raum bekommt.
Ich bereite mich auf die Begegnung vor, weil er vorbeikommen
muss.
Ich lasse mich rufen. Ich lasse mich sehen, bekomme echtes
An-Sehen,
und entdecke meine Größe.
Ich versuche, bei Jesus anzukommen, herunterzukommen von all
den Orten, wohin ich mich in meinem Alltag verstiegen habe.
Ich lasse mich von Jesus einladen zu mir selbst, in «mein Haus»
des Lebens,
und mache mich weit für den, der mich sieht.
Stimmen in mir, die mich noch aus der Stille herausholen wollen,
Stimmen, die in mir Ängste wecken, die mich klein halten
und mich unwürdig machen für die Gemeinschaft mit dem
Schöpfer meines Lebens.
Ich spreche mit Jesus, zeige ihm meine Wirklichkeit, werde offen
für sein Heil, das er in mir wirken will.

Jesus kommt mir im Wort der Schrift entgegen – als der Heilende, Lösende und Vergebende. Er führt mich in die Freiheit, auch in die Entschiedenheit. Er ist es, der aufrichtet, der Mitleid hat und tröstet. Er weint um seinen Freund Lazarus und wird ohnmächtig in seiner Liebe. Er ist es, der bis in die letzte Konsequenz hinein die Liebe gelebt hat, bis zum Kreuzpunkt des Todes. Er kennt unsere menschliche Angst. Er hat sie selbst erlitten und sich durchgerungen von der flehenden Bitte: «Lass diesen Kelch an mir vorübergehen» zur Übergabe seines Lebens: «Vater, dein Wille geschehe», damals am Ölberg. Jesus forderte nicht, dass Gott eingreift und ihn herausholt aus der Todesnot. Wieder sind wir es, die ihn in dieser Ohnmacht nicht sehen wollen. Wir halten nur schwer aus, dass er so anders ist und unsere Bilder immer wieder entmachtet. Denn nach den Maßstäben der Welt bleibt Jesus ein Verlierer, ein Versager. Nach menschlichem Ermessen ist er gescheitert, dort am Kreuz. Er stieg nicht herunter. Er blieb. Für uns.

Das war sein Leben: für uns, für dich und mich. So war er doch: Er kannte nicht die Gesetze von Siegern und Verlierern, er lebte im Verzicht auf Herrschaft. Mit den Randgängern hat Jesus getrunken, gegessen und Feste gefeiert. Diese Liebe Gottes, sie ist uns oft zu radikal.

Wenn wir nur aufhören könnten, nach Siegern und Verlierern zu schielen und in unseren Rechthabereien stecken zu bleiben. Wir ertragen es nicht, dass Jesus uns aufträgt: «Liebe deinen Nächsten wie dich selbst.» Wir ertragen es nicht, wenn er uns zuspricht: «Wenn dich einer auf die rechte Wange schlägt, dann halte ihm auch die andere hin.» Denn eine solche Liebe nimmt unsere auf Menschenkraft gebaute Größe und lehrt uns, wie unwiderstehlich stark die Schwäche sein kann. Das ist Weisheit.

Doch wer will schon den unteren Weg gehen, den untersten. Wer hat schon den Mut, abzurüsten und dafür den Kürzeren zu ziehen. Da regt sich unser Gefühl, nicht ungerecht behandelt werden zu wollen. Wie haben wir Angst vor der eigenen Schwäche, Angst vor dem Zarten, vor der Verwundbarkeit und Zerbrechlichkeit unseres Lebens.

Und wo die Liebe nicht ertragen wird, muss sie beseitigt werden, muss sie gekreuzigt werden – bis heute. Lieben ist gefährlich. Sie kann das Leben kosten. Gott hat die Liebe mit dem Leben bezahlt, um uns zu sagen: Ich bin mit dir. Bis in den Tod hinein.

Meine Liebe, sie ist größer als das Festhalten am Leben. Sind wir bereit, das zu hören? Für mich ist das die schlichte Wahrheit: Wo wir hineinfinden in den Verzicht auf Herrschaft, erkennen wir Gott mehr und mehr als den Liebenden und können selbst Liebende werden.

Lesen Sie diesen Text des Patriarchen Athenagoras: «Es muss einem gelingen, sich zu entwaffnen. Ich habe diesen Kampf ausgefochten. Über viele Jahre. Es war schrecklich. Aber jetzt bin ich entwaffnet. Ich fürchte mich vor nichts mehr, denn die Liebe vertreibt die Angst. Ich bin entwaffnet: Es fehlt mir der Wille zu siegen, mich auf Kosten der anderen zu rechtfertigen. Ich bin nicht mehr auf der Hut, nicht mehr eifersüchtig an meine Reichtümer geklammert. Ich empfange und ich teile. Ich beharre nicht mehr auf meinen Vorstellungen, auf meinen Plänen. Wenn mir andere, bessere vorgeschlagen werden, nehme ich sie wohlwollend an. Das, was gut, wahr, real ist, wo immer es auch sei, ist für mich das Beste. Darum habe ich keine Angst mehr. Wenn man nichts mehr besitzt, hat man keine Angst mehr.»

Vielleicht suchen wir oft Gott an der falschen Stelle. Vielleicht suchen wir ihn zu sehr an Orten, wo er doch vom Hörensagen her sein *muss*. In den Räumen der Kirche. Im treuen Befolgen der Gebote. Was aber, wenn er uns auch im Blick eines Menschen entgegenkommen will, irgendwo draußen im Park, unten in der Stadt. Oder durch einen beeindruckenden Sonnenuntergang, der den ganzen Himmel einfängt über unserem Haus?

Wir suchen den ganzen Horizont ab nach ihm, bleiben irgendwo hängen in Worten und Bildern, verlaufen uns in fremden Gedankengängen und verpassen dabei das Naheliegende. «Dort, wo du stehst, dort ist heiliger Boden», bekommt Moses am brennenden Dornbusch zu hören. Wir übersehen die kleinen Wunder des alltäglichen Lebens, wie sie ein spiritueller Meister in befreiender Nüchternheit beschreibt: «Ich kann nur weniges: Wenn ich hungrig bin, kann ich essen, wenn ich durstig bin, kann ich trinken, und wenn ich müde bin, kann ich schlafen.» Wunderbare Einfachheit, buchstäblich. Wenn mir nichts mehr selbstverständlich ist, wird mir das Leben zum Geschenk. Übrigens ist dies der tiefe Sinn der Armut, die wir Ordensfrauen als Lebensform wählen.

Die Welt ist voll von Gottes Zeichen. Zuweilen brauche ich Seh- und Hörhilfen. Eine ist die Dankbarkeit. Wo die Selbstverständlichkeit wieder ihre Selbstverständlichkeit verliert, da gewinnt das Leben an Weite, an *hilaritas*, heiterer Gelassenheit.

Die Tasse Kaffee am frühen Morgen, die Dusche, Vögel, die wieder und wieder ihren Gesang erneuern, ein herzliches Lachen. Es wird von Menschen erzählt, die durch scheinbar unbedeutende Momente einen Zugang zu Gott gefunden haben oder sogar sagen konnten: «Ich bin Gott begegnet» – und aus dieser existenziellen Erfahrung ihr Leben völlig auf den Kopf stellen ließen: beim Betrachten eines Schneekristalls, beim Melken einer Kuh, im Licht einer Morgendämmerung. In einer schlichten, aber doch ergreifenden Begegnung: Ich werde berührt, getroffen, wache auf.

Einzigartig erzählt auch die Bibel von einem solchen Erleben: Jesus ist hingerichtet worden. Maria von Magdala steht nun draußen vor dem Grab. Sie ist nicht mehr drinnen im Leben. Das Liebste ist ihr genommen. Sie klagt, weint und sucht ihren Herrn. Sie nimmt die Engel wahr, bleibt aber gekrümmt in ihrer Trauer. Dann der Fremde dort, der leise hinzutritt und sie nach ihrem Schmerz fragt. Sie erkennt ihn nicht und meint, es sei der Gärtner. Bis sie ihren Namen hört: «Maria» – sie hört ihren Namen in der Einzigartigkeit eines Klanges, der ihr vertraut ist, in einer Tönung der Liebe, zärtlich, wie ihn wohl nur Jesus ausgesprochen hat. Die vom Leid Erdrückte findet Rückgrat: Sie steht wieder im Leben, verliert ihre Lähmung und geht los, das Leben, die Liebe in Herz, Ohren und Händen. Sie wird neu ins Leben gerufen und macht sich auf den Weg mit der Botschaft: «Ich habe den Herrn gesehen.»

Es ist eine schöne Erfahrung, in einer Gruppe von Menschen den eigenen Namen zugesprochen zu bekommen. In der Mitte stehend, mit geschlossenen Augen, höre ich, werde gerufen, angerufen, von einem Chor der anderen, die meinen Namen sprechen, rufen, singen, wispern, so lange, bis ich ganz und gar fühle: *Ich bin gemeint.*

Das Unerhörte hören

Ich bedarf der Stille wie Brot und Wasser, wie Licht und Wärme. Ich brauche diese stillen Räume, in denen sich mein Inneres wieder ausrichten und ordnen kann. In denen ich buchstäblich aufgeräumt werde und so als Aufgeräumte wieder in die Begegnungen zu gehen vermag: durch tägliches stilles Verweilen, das Gebet, die Meditation, Wüstentage, Exerzitien. Wenn ich mir diese kostbaren Zeiten nur stehle, weil scheinbar Wichtigeres sich vordrängt, empfinde ich bald in mir eine wachsende Übersättigung, eine bleierne Schwere. Ich verliere spürbar den Kontakt zu mir, zu den anderen, nicht zuletzt auch zu Gott.

So betrete ich wieder und wieder die Räume des schweigenden Innehaltens und lasse die Stille darin auf mich zukommen. Die Sprache drückt es mit den Worten «zur Ruhe kommen» aus. Die Stille, die Ruhe ist bereits da, in mir, ich versuche ihr nur wieder einen Weg zu bahnen, das Außen und Innen miteinander zu verbinden. Ich gehe ihr entgegen, verliere sie, gehe zurück, um sie neu zu finden. Und auch hier: Finden kann ich nur, was bereits da ist. Die Stille ist Gegenwart. Wir tun uns oft schwer, mit ihr umzugehen, das Schweigen in einem Gespräch auszuhalten, sie auch in öffentlichen Räumen aus dem Hintergrund heraus wahrzunehmen.

Menschsein heißt: die Tönungen des Lebens wahrnehmen. Es heißt: mitschwingen. Denn die Stille ist ja nicht totenstill. Sie kann dicht und sprudelnd sein wie eine frische Quelle. Ich mache den Innenraum frei für sie, frei von mir selbst, um befreit zu werden für das, was in mir geschehen möchte, was einen Ausdruck sucht. Manchmal ist da scheinbar nichts, nur Wüste und Leere. Dann wieder – einen Augenblick lang – eine Ahnung vom Paradies, ein Regenbogen im leeren Himmel.

In dieser Stille anzukommen, das ist der Weg, der uns Tag für Tag neu aufgegeben ist. Immer wieder hinhören und dem Leisen lauschen, denn nie klingt die Stille gleich. Sie bricht sich an der verborgenen Gegenwart Gottes und an der eigenen Präsenz, auch an der persönlichen Befindlichkeit. Aber sie kann uns auch unvermittelt umfangen oder aus der eigenen Wesensmitte entgegenkommen. Manchmal lichterloh, manchmal dunkel. Ja, Stille kann auch dunkel sein, so erfahre ich sie, dunkel wie das Innere der Erde …

Es braucht auch einen Raum äußerer Stille, um diese Öffnung des Innenraumes zu unterstützen, um mich selbst finden zu können, um bei mir zu bleiben, Zeiten des Schweigens, des Gebetes. Der indische Jesuitenpriester Anthony de Mello schickte seine Schüler in die großen Städte seines Heimatlandes, um dort zu meditieren. Er sagte ihnen: Wer mitten im Lauten, im Lärm die Stille findet, vermag überall still zu sein. Aber das ist eine Übung für Fortgeschrittene. Meditieren ist kein Hochleistungssport.

Ich fange mit kleinen Schritten an: Ich lerne wieder, auf leisen Sohlen zu gehen, keine Türen zu schlagen, Hektik zu verringern, wo es möglich ist. Ich lerne, Stille auszuhalten, wo auch immer sie mir gegeben ist und mein Herz ergreifen möchte. Vielleicht ertappe ich mich auch beim Husten und Räuspern, wenn die Intensität eines stillen Momentes zu groß wird. Achten Sie auf die kleinen inneren Regungen, mit denen Sie die Stille in sich übergehen.

Lassen wir uns von der Stille einladen. Kann ich einen Baum Baum sein lassen ohne Gedanken? Kann ich eine Aussage stehen lassen, ohne sie zurechtbiegen zu müssen? Kann ich stehen, wenn ich stehe, nichts sonst? Kann ich meinen Geist ausleeren, jetzt, ausgießen wie eine überfüllte Schale? Bleiben Sie in diesem Augenblick und legen Sie nicht schon mit den Gedanken lange und verschlungene Wege zurück, bevor Sie noch den ersten Schritt getan haben.

Manchmal nehme ich ein Wort mit hinein in die Stille. Ein Lebenswort: «Jesus Christus» oder «Mein Herr und mein Gott» oder nur «Du». Ich denke nicht darüber nach, sondern ich lasse es mit dem Atem aufsteigen und absteigen, lasse es kommen, lasse es aufgehen wie eine Knospe, die sich allmählich öffnet. Es ist kein Grübeln, kein Analysieren oder Nachdenken darin, auch nicht über Gott. Es wird mir eröffnet. Der bengalische Dichter und Philosoph Rabindranath Tagore sagt treffend: «Nicht euch ist es bestimmt, die

Knospen zu erschließen zu Blüten. Er, der die Knospe öffnen kann, tut es einfach.»

Mit einem Wort in die Stille zu gehen ist ein Weg von Hunderten. Aber alle diese Wege haben mit Ergriffenwerden zu tun, mit Berührung. Dann wird die Stille leibhaftig, sie nimmt mich mit – mit Leib und Seele. Dann geschieht ein Offenwerden mit allen Poren. Ein existenzielles Geöffnet-sein. Ein Von-Kopf-bis-Fuß-Ohr-Werden.

Es gibt im Buch der Bücher, in der Bibel, eine Szene, in der mir eine Wucht von Stille, eine wunderbare, fruchtbare Stille entgegenfließt. Es ist die Begegnung des Engels mit Maria, zu einem ganz konkreten Zeitpunkt, an einem klar umschriebenen Ort. So wirkt Gott: konkret. Der Engel trifft Maria an, sie ist zu Hause, bei sich zu Hause, der Himmel kann in sie eintreten, kann in ihr aufbrechen. Ich schaue auf Maria, wie sie in und mit der Stille Herzraum wird für das, was da Unbegreifliches geschehen will. Sie ist nicht die süßliche, verklärte Frau, wie zahllose Skulpturen sie darstellen. Mit beiden Füßen steht sie auf dem Boden, hört, erwägt, geht mit. Sie fragt auch: «Sieh doch mein Leben, wie soll das geschehen? In meinen Möglichkeiten steht es nicht ...» Doch dann hört sie das Unerhörte, glaubt dem Unglaublichen, und ihre schlichte Antwort ist: «Mir geschehe, wie du es gesagt hast.» Punkt. Mehr nicht.

Sie will nicht begreifen, will nicht auf Biegen und Brechen verstehen, sondern sie lässt sich ergreifen, lässt sich überwältigen. In dieser Haltung empfängt sie das Leben, göttliches Leben. Es ist eine ungeahnte leibhafte Gotteserfahrung.

Gott spricht zu uns, durch alles spricht er zu uns. Darum ist es lebenswichtig, Schweigeraum zu werden und Hörraum. Die Fähigkeit des kindlichen Staunens lässt mich etwas erahnen von dieser Präsenz, in der alles zum Schweigen kommt und ich nur noch da bin. Alles Fragen hört auf. Ich bin nur noch Auge und Ohr, und eine tiefe Verbundenheit mit allem wird erfahrbar. Ich trete heraus aus meiner Welt – und bleibe doch ganz bei mir. Still werden, die Stille hören lernen, sie in der Tiefe bewahren, auch wenn es unruhig wird, braucht das tägliche Üben.

Das Bedürfnis nach Meditation ist groß, aber die Arbeitstage sind oft so randvoll, dass scheinbar keine Zeit bleibt, diese Räume der Stille zu hüten. Werden Sie erfinderisch und beginnen Sie mit einfachen Übungen mitten im Alltag. Stellen Sie das Denken zurück und verweilen Sie ganz in dem, was gerade getan werden muss: Geschirrspülen beispielsweise geht leicht von der Hand, da gelingt es, abzuschalten und bei sich zu bleiben. Vielleicht kann das unliebsame Bügeln ein Ort stillen Verweilens werden oder das Kochen, wenn kein Zeitdruck Sie verfolgt.

Ob ich in der Meditation eine tiefe Verneigung mache vor Christus oder ob ich in einer alltäglichen Handlung mich selbst herausnehme – die Stille, die eintritt, ist dieselbe. Sie ist überall. Sie liegt allem zugrunde.

Die Erfahrung des Überwältigtwerdens lässt uns erahnen, was die Stille uns schenken möchte. Sie schenkt uns das Jetzt, ist Gegenwart. Eine Gegenwart, die erfüllt, die mitten in aller Alltäglichkeit passiert, ganz unspektakulär.

Der Klang der Stille? Für mich trägt er die Tonart der Sanftmut und Zartheit, der Achtsamkeit und des Friedens. Stille ist völlig gewaltfrei, sie ist demütig wie die Liebe.

Stille erträgt keinen Egoismus. Sie ist letztlich kein Zufluchtsort, da sie mich mir selbst aussetzt: Ich begegne mir selbst. Die Stille läutert, sie macht offen und hellhörig für die Nöte der Welt. Nein, sie ist keine Insel, kein Herrgottswinkel, in dem ich mich genüsslich zurücklehnen kann. Sie fordert ein, gleichzeitig beschenkt sie aber auch unermesslich. Sie ruft in die Einsamkeit und schenkt Gemeinschaft. Sie löst mich los von mir selbst und gibt mich mir – verwandelt – zurück.

Der Klang der Stille, er ist der Ruf ins Leben, in ein uns verheißenes Leben in Fülle. Ich höre hin, ich lausche und vertraue, dass *einer* mich hört, mit ganzem Herzen und all seinen Kräften. Gott. Er, der mir selbst das Ohr geschenkt hat: «Wecke mich jeden Morgen mit einer Melodie, die mir hilft zu sagen, es lohnt sich, dass ich dieses Leben lebe.»

Literatur

Benedikt XVI.: *Deus caritas est. Gott ist die Liebe* – Enzyklika. Augsburg 2006

Casals, Pablo: *Licht und Schatten auf einem langen Weg. Erinnerungen.* Frankfurt am Main 1971

Enzner-Probst, Brigitte: *Aus der Fülle leben. Segensbitten für den Alltag.* München 2005

Fischer, Claudia und Reinhold: *Geheimnisse der Klostergärten.* München 1991

Franz von Sales: *Philothea. Anleitung zum religiösen Leben.* Mainz 2000

Frei, Gebhard: *Die Praxis des Herzensgebets heute,* in: Alfons Rosenberg: *Die Meditation des Herzensgebets.* Bern 1983

Frielingsdorf, Karl: *Gottesbilder. Wie sie krank machen – wie sie heilen.* Würzburg 2004

Fröhlich, Hans Horst: *Der Naturgarten des Sebastian Kneipp.* München 1997

Grün, Anselm: *Wenn ich nur noch einen Tag zu leben hätte.* Stuttgart 2004

Hauschild, Stephanie: *Die sinnlichen Gärten des Albertus Magnus.* Ostfildern 2005

Hesse, Hermann: *Siddhartha. Eine indische Dichtung.* Frankfurt am Main 1974

Jalics, Franz: *Kontemplative Exerzitien. Eine Einführung in die kontemplative Lebenshaltung und in das Jesusgebet.* Würzburg 2001

Kneipp, Sebastian: *Meine Wasserkur.* Zürich 2005

Kornfield, Jack: *Das Tor des Erwachens.* Regensburg 2001

Krämer-Birsens, Marianne und Sabine Mombauer: *Will ich leben, will ich lieben, will ich sein. Wohlfühlwochenenden und Besinnungsangebote für Frauen.* Mainz 2004

Loyola, Ignatius von: *In allem – Gott. Ignatianische Impulse 15.* München 2006

Meister Eckhart: *Stille und Ewigkeit. Spirituelle Kostbarkeiten.* Band 2. Hamburg 2005

Mountain Dreamer, Oriah: *Die Einladung.* München 2000

Nguyen Van Thuan, François Xavier: *Hoffnung, die uns trägt. Die Exerzitien des Papstes.* Freiburg 2003

Om C. Parkin: *Donnerschlag und Tempelstille. Unterweisungen eines modernen Zen-Lehrers für jeden Tag des Jahres.* Hamburg 2004

Schmitt, Eric-Emmanuel: *Oskar und die Dame in Rosa.* Zürich 2003

Vélez de Mendizabal, Goston: *Verzehrendes Feuer. Sr. Angela Maria Autsch, der Engel von Auschwitz.* Maria Roggendorf 1997

Wolff, Sylvia: *Ankunft im Leben. Begegnungen auf dem Weg zu Gott.* Leipzig 2004

Danksagungen und Segen

Unser herzlicher Dank gilt allen Menschen, die geholfen haben, dass dieses Buch geschrieben werden konnte. Namentlich danken möchten wir, die vier Autoren, Frau Dr. Doris Mendlewitsch, die den Anstoß für das Buchprojekt gegeben hat.

Unser Dank gilt dem Rowohlt Verlag, der erkannte, dass das, was in Kloster Arenberg geschieht, auch weit darüber hinaus von Bedeutung sein könnte. Großer Dank gebührt Frau Barbara Laugwitz, die es nicht immer leicht mit uns hatte und viel Geduld aufbrachte. Immer wieder ließ sie uns spüren, dass ihr Engagement für dieses Projekt ein echtes Herzensanliegen war.

Ganz besonders danken möchten wir Frau Iris Rohmann, die dieses Buch mit uns geschrieben hat. Vor allem für ihren Glauben – ihren Glauben an uns. Mit ihrer Begeisterung für unsere Arbeit machte Sie uns Mut, unsere Erfahrungen ins Wort zu fassen und sie einer großen Öffentlichkeit preiszugeben. Sie glaubte an die Worte, die in uns geboren werden wollten, und führte uns mit ihrer Behutsamkeit, Zielstrebigkeit und Heiterkeit auch durch schwierige Wegabschnitte des Schreibens. Danke für die liebevolle Kritik, die uns ermöglichte, manche Lieblingsgedanken loszulassen, um noch Besseres zu finden.

Danke an unsere Lektorin Regina Carstensen, die dieses Buch mit vielen hilfreichen Hinweisen begleitet hat.

Wir danken der Ordensgemeinschaft, die das Buchprojekt

wohlwollend aufnahm, und auch den Mitarbeitern, die viele unserer Aufgaben übernommen haben, während wir am Schreibtisch saßen. Unserem Verwaltungsdirektor Herrn Bernhard Grunau danken wir, dass er – nicht nur aus Marketinggründen – einen positiven Druck ausgeübt hat, trotz aller Anfangsschwierigkeiten an diesem umfänglichen Projekt festzuhalten.

Nicht zuletzt danken wir unseren Gästen, deren Erfahrungen immer wieder in dieses Buch eingeflossen sind. Durch ihre Bestärkung und auch durch ihre kritischen Anregungen sorgen sie dafür, dass Kloster Arenberg immer mehr zu dem wird, was es sein möchte: ein Ort, an dem Leib und Seele zusammenklingen dürfen, an dem sich neue Fenster öffnen in die Weite und Tiefe und auch zu Gott hin.

Danke auch Ihnen, die Sie sich auf dieses Buch eingelassen haben. Wir möchten Ihnen am Ende gerne einen Segen des Kapuziners Anton Rotzetter zusprechen:

Ich löschte das Licht, um den Schnee zu sehen.
Und sah den Schnee durch das Fenster und sah den Mond.
Doch dann sah ich, dass Schnee und Mond nur wieder Fenster
  sind, und durch dieses Fenster sahst Du mich an.

Ich machte die Augen zu, um besser zu hören.
Und hörte Orgelmusik und hörte das Zwitschern der Vögel.
Doch dann hörte ich, dass Musik und Vögel nur wieder Laute
  sind, und durch diese Laute sprachst Du mich an.

Ich stand still, um den Frühling zu riechen.
Und roch die Blüten und roch die Erde.
Doch dann roch ich, dass Blüten und Erde nur wieder Düfte
  sind, und durch diese Düfte sprachst Du mich an.

Ich setzte mich zu Tisch, um zu essen.
Und aß das Brot und trank den Wein.
Doch dann schmeckte ich, dass Brot und Wein noch einmal
  Stärkung sind, und durch Brot und Wein nährtest Du
  mich ganz.

Ich streckte die Hand aus, um einen Menschen zu fühlen.
Und fühlte zarte Haut und fühlte weiche Haare.
Doch dann fühlte ich, dass Haut und Haare noch einmal
  Welten sind, und durch diese Welten rührtest Du mich an.

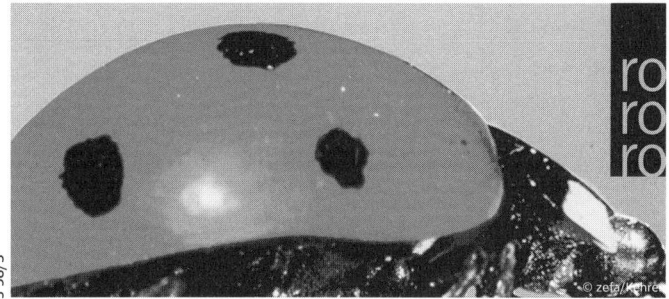

S 58/3

Sechs Richtige

Bestseller für ein glückliches Leben

Stefan Klein
Einfach glücklich
Die Glücksformel für jeden Tag
rororo 61677

Alexander von Schönburg
Der fröhliche Nichtraucher
*Wie man sich gut gelaunt das
Rauchen abgewöhnt*
rororo 61660

**Die Kunst des stilvollen
Verarmens**
Wie man ohne Geld reich wird
rororo 61668

Karen Kingston
**Feng Shui gegen das
Gerümpel des Alltags**
rororo 61399

Abtprimas Notker Wolf
Worauf warten wir?
*Ketzerische Gedanken zu
Deutschland*
rororo 62094

Stefan Klein
Die Glücksformel
*oder Wie die guten Gefühle
entstehen*
«Wenn Sie dieses Buch gelesen
haben, wird es in Ihrem Kopf
anders aussehen als vorher.» (Der
Spiegel)

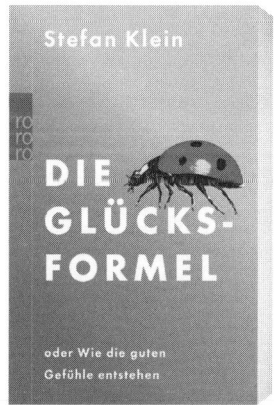

rororo 61513

Weitere Informationen in der Rowohlt Revue *oder unter* www.rororo.de